Franz Hundsnurscher
Peter Weigand
Klaus Welker

Badische Krippen

Franz Hundsnurscher
Peter Weigand
Klaus Welker

Badische Krippen

Ausgewählte
Krippenlandschaften

Badenia Verlag

CIP-Kurztitelaufnahme der Deutschen Bibliothek

Badische Krippen:
ausgew. Krippenlandschaften /
Franz Hundsnurscher... –
Karlsruhe: Badenia Verlag, 1985.
ISBN 3-7617-0232-9

NE: Hundsnurscher, Franz [Mitverf.]

Herstellung:
Badenia Verlag und Druckerei GmbH, Karlsruhe

Fotos:
Bild- und Filmstelle der Erzdiözese Freiburg,
Christoph Hoppe
Alle Fotos wurden im Format 6x6 mit
Kodak-Filmmaterial aufgenommen

Angaben zu den Krippen:
Marlies Thull, Lothar Strüber, Freiburg

Gestaltung:
Werner Münkel, Karlsruhe

ISBN 3 7617 0232 9

Klaus Welker:	Volkskundliche Anmerkungen zum Krippenbau und zur Krippenfrömmigkeit in Baden
Peter Weigand:	Weihnachtskrippen – Zeugnis gelebten Glaubens
Franz Hundsnurscher:	Geschichte der Krippenorte

Dem „betrachtenden“ Leser wollen wir ausgewählte badische Krippen in Bild und Wort vorstellen und ihm dabei die geistige-geistliche Umwelt erschließen.
Wir wollen den Betrachter ermuntern, bei Gelegenheit die eine und andere Krippe am Ort aufzusuchen.
Aus Verbundenheit mit Land und Menschen und mit ihrer Kunst kam dieser Bildtextband zustande, der von Herrn Generalvikar Dr. Robert Schlund und Herrn Domkapitular Hermann Ritter tatkräftig gefördert wurde. Frau Marlies Thull und Herr Lothar Strüber von der Bild- und Filmstelle des Erzbischöflichen Seelsorgeamtes Freiburg haben die „Angaben zur Krippe“ zusammengetragen und den Bildtextband aufmerksam begleitet. Den Genannten – und Herrn Christoph Hoppe für seine Fotografien und allen, die ihm behilflich waren – danken wir herzlich.

Freiburg und Stuttgart, im Oktober 1985

Franz Hundsnurscher, Peter Weigand, Klaus Welker

Klaus Welker

Volkskundliche Anmerkungen zum Krippenbau und zur Krippenfrömmigkeit in Baden

Kein Zeugnis der Volksfrömmigkeit ist so verbreitet und dem gläubigen Volk vertraut wie die Krippe. Sie begegnet uns im Bildprogramm christlicher Sarkophage ebenso wie auf mittelalterlichen Andachts- und Meditationsbildern bis hin zur Kirchenkrippe, die mit verschiedenen Einzelszenen ausgestattet ist. Frühe, schriftliche Zeugnisse finden sich bereits im 3. Jahrhundert bei Origines und im 4. Jahrhundert bei Hieronymus. Bei ihm heißt es „Oh möchte es mir doch vergönnt sein, jene Krippe zu sehen, in welcher der Herr einst lag! Jetzt haben wir Christen ehrenhalber die aus Lehm gefertigte Krippe entfernt und durch eine silberne ersetzt. Aber für mich ist jene, die man fortgeschafft hat, wertvoller". Franz von Assisi hat die Tradition der Weihnachtskrippe und ihr brauchtümliches Aufstellen als lebendige Nachbildung der Krippe Jesu vermutlich begründet. In seiner Lebensbeschreibung nach Thomas von Celano wird berichtet: „. . . der selige Franziskus sprach . . . ich möchte nämlich das Gedächtnis an jenes Kind begehen, das in Bethlehem geboren wurde, und ich möchte die bittere Not, die es schon als kleines Kind zu leiden hatte, wie es in eine Krippe gelegt, an der Ochs und Esel standen, und wie es auf Heu gebettet wurde, so greifbar als möglich mit leiblichen Augen schauen."

Zur Geschichte der Krippe ist zu sagen, daß neben der Brauchform des Kindleinwiegens (um 1500 etwa) der Brauch des Aufstellens in Kirchen seit etwa 1480 (Neapel) und in nachreformatorischer Zeit (Prag 1562, Altötting 1601) nachgewiesen ist. Die Jesuiten waren es, neben den Franziskanern auch, die vor allem die Krippenfrömmigkeit gefördert haben. Sie ließen um 1600 erstmals Gliederpuppen in einer deutschen Krippe aufstellen und führten Wechseldarstellungen ein.

Im Barock erleben wir einen gewaltigen Aufschwung der Krippenfrömmigkeit. Nach dem Schrecken des Dreißigjährigen Krieges brach sich die lange unterdrückte Lebensfreude wieder Bahn. Es entstehen herrliche Kirchen, auch die Krippen werden größer und figurenreicher. Im Gegensatz zu den vorher hauptsächlich gebräuchlichen Kastenkrippen weitet sich die Krippenlandschaft mehr und mehr aus, sie wird aus Kork und kaschierter Leinwand gestaltet. Engelscharen kommen hinzu. Szenen aus dem Leben Jesu, beispielsweise die Anbetung der Könige, der Kindermord von Bethlehem, die Hochzeit zu Kana werden im Wechsel ebenfalls dargestellt. Die prächtig gekleideten Figuren entstanden vielfach in Frauenklöstern. Die Herstellung von bekleideten Figuren mit Wachsköpfen entwickelte sich in Augsburg beispielsweise zu einem neuen Zweig des Kunsthandwerks. Die Krippe aus dem Augustinermuseum in Freiburg (Seite 37) und die Merdinger Krippe in Privatbesitz (Seite 49) sind prägnante Beispiele der Krippenkunst in unserer Region gerade für jene Zeit. Bei der allgemeinen Krippenbegeisterung der Zeit des Barock und auch danach blieb es nicht aus, daß die Krippen mehr und mehr auch in Bürgerhäusern Aufnahme fanden. Für die ärmeren Bürger gab es bereits in der ersten Hälfte des 18. Jahrhunderts bemalte Tonfiguren. Wir wissen auch von gedruckten Ausschneidekrippen – wie sie auch jetzt wieder zu haben sind –, die koloriert werden konnten. Gegen Ende des 18. Jahrhunderts änderte sich die Einstellung zur Krippe grundlegend. Statt Spiel und Festesfreude herrscht nun mehr und mehr der nüchterne Rationalismus, vor allen Dingen auf seiten der Obrigkeit. Da konnte es nicht ausbleiben, daß man auch das religiöse Brauchtum, in unserem Fall das Krippenbrauchtum, mit kritischen Augen sah. Die Erlasse des Konstanzer Generalvikars Ignaz Freiherr von Wessenberg sind bekannt für den liturgischen Bereich und sein Umfeld. Es steht außer Zweifel, daß beim Krippenbrauchtum in der Zeit vor der Aufklärung hie und da des Guten zuviel getan und das Sakrale zu sehr verniedlicht wurde. So kam es, daß auf höherer Ebene in Österreich, Vorderösterreich durch Kaiser Joseph II. 1782 ein Krippenverbot erlassen wurde. Es erstreckte sich nicht nur auf das Aufstellen der Kirchenkrippen, sondern sollte auch Privathäuser einschließen. Viele Pfarrer widersetzen sich jedoch seiner

Durchführung und auch das Volk beugte sich nur zögernd diesen aufklärerischen Geboten, so daß das Verbot 1804 wieder aufgehoben wurde. Nicht wenige Kirchenkrippen wurden in jener Zeit in den Häusern der Gläubigen untergebracht, wodurch – wie bereits erwähnt – die Bewegung der Hauskrippe Auftrieb erhielt. Während der Zeit der Säkularisation ging im Zuge der Klosteraufhebungen manche wertvolle Krippe verloren. Dank liebevoller Restauration und krippenpflegerischer Bemühungen blieben uns trotzdem eindrucksvolle Bestände aus jener Zeit erhalten, so zum Beispiel die erwähnte Kirchhofener Barockkrippe im Freiburger Augustinermuseum. Besondere Verdienste bei der Rettung haben sich die Krippenvereine erworben. In der Folgezeit waren die Nazarener in der Kunst dominierend. Ihr Stil schlug sich auch im Krippenbau nieder, man besann sich auf den orientalischen Stil, so daß wir gelegentlich Krippen mit entsprechend gestaltetem Hintergrund finden. Die in neuerer Zeit entstandenen Krippen sind, dem heutigen Geschmack entsprechend, nüchterner gestaltet.
Neben den hauptsächlich üblichen Herstellungsmaterialien wie Holz, Ton und Wachs tauchen bisweilen auch Krippen aus Metall auf.
Jedes Material, das sich für die Krippe eignet, ist zu ihrer Herstellung willkommen und ihr angepaßt. Dinge der freien Natur, wie Stein, Rinde und auch das Brot, gehören ebenso dazu wie kostbare Textilien, Perlen, Edelsteine, Edelmetalle und Kunststoffe. Früheren Generationen war es wichtig, daß das Krippenmaterial „klar" war, für seine Aufgabe „echt" und für seinen Zweck untadelig, im traditionellen Sinn „heiligmäßig", also nicht nur funktionell geeignet. Jeder, der sich mit der Krippe beschäftigt, wird immer wieder fasziniert sein von ihrer Vielgestaltigkeit. Die verschiedenen Landschaften und Volksgruppen haben ja zum Teil ihre je eigene Art der Krippengestaltung. Diese kommt besonders beim regional gefärbten Aufbau der Krippenanlage zur Geltung.

Ein Beispiel für die heimatliche Gestaltung ist die Krippe der Pfarrkirche St. Blasius in Wyhl. Die Krippe ist hier in einem Fachwerkgebäude inmitten einer liebevoll gestalteten Schwarzwaldlandschaft untergebracht (Seite 71). Ein weiteres Beispiel dieser Art ist die Krippe in der Pfarrkirche zu Waldau, diesmal winterlich ausgestaltet und mit Wechselszenen versehen: Christgeburt, Anbetung der Könige, Flucht nach Ägypten (Seite 69). Ebenfalls eine Winterlandschaft haben wir vor uns in der Kastenkrippe von St. Barbara in Freiburg-Littenweiler. Sie zeigt die Heilige Familie auf der Tenne eines Schwarzwaldhofes. Die Figurenkrippe in der Pfarrkirche zu Ringsheim ist insofern bemerkenswert, als die Heilige Familie in Schwarzwälder Festtracht gekleidet ist (Seite 53). Die Meersburger Krippe zeigt Porträtgestalten einheimischer Persönlichkeiten, die sich anbetend der Krippe nähern (Seite 47). Im Überlinger Münster haben wir eine volksreiche Krippe vor Ruinenhintergrund und Prospekt mit orientlischen Motiven vor uns. Figurenreich ist auch die Krippe in Freiburg – Heilige Familie, jedoch in ganz anderer Art als die Überlinger Krippe. Die geschnitzten Lindenholzfiguren aus dem Jahre 1960 sind mit Gewändern aus Stoff bekleidet (Seite 33). Aus Eichenholz gefertigt ist die Krippe in St. Konrad, Freiburg, aus dem Jahr 1966. Sie besteht aus 3 Figurengruppen, die je aus einem Stück geschnitzt sind: Die Heilige Familie, drei Hirten und die drei Weisen (Seite 35). Eine moderne Krippe findet sich in St. Mauritius in Wagenstadt aus den Jahren um 1960: Es handelt sich um eine steinerne Stele, auf der die bekleideten Figuren (Heilige Familie und drei Weise) gruppiert sind.

Literatur

G. Bogner: Das Große Krippen-Lexikon. München 1981. E. H. Meyer: Badisches Volksleben im 19. Jahrhundert. Stuttgart 1984 (Nachdruck der Ausgabe: Straßburg 1900).

Peter Weigand

Weihnachtskrippen – Zeugnis gelebten Glaubens

Weihnachtskrippe – Ort der bildhaften Glaubensverkündigung

Menschen neigen dazu, wichtige Ereignisse im Bild festzuhalten, um sie sich immer wieder vor Augen führen zu können. Hier unterscheidet sich das sogenannte religiöse Leben nicht vom weltlichen der Menschen. In der Geschichte der bildhaften Aussage nimmt die Kirche von jeher einen bevorzugten Platz und Rang ein.
Die Jesuiten haben in der Blütezeit des Barock die Krippe – den Futtertrog für das Vieh im Stall – aus der Hand der Klöster und des Adels genommen und in die Hände der Kirche und des Volkes gegeben. Krippen entstehen in Kirchen und an Orten, in denen die Söhne des heiligen Ignatius wirken. Auf ihn geht das Kompositionsprinzip der Mysterienspiele zurück, die Lebenswelt der Gläubigen in das jeweilige „religiöse" Geschehen miteinzubeziehen. Die Komposition der Krippe – Bauweise, Figuren und Ausschmückung – trägt deutliche Spuren dieses Prinzips.
Die Krippe wird zum Ort jener zentralen Glaubensaussage, in der sich unsere Lebenswirklichkeit wiederfindet und spiegelt: Gott ist in seinem Sohn Jesus Mensch geworden für unser Heil und Wohlergehen. Dieses für uns unbegreifliche Ereignis bleibt nicht einfach als theologische Aussage stehen. Dieses Ereignis wird ins Bild gerückt, nimmt sichtbare farbenprächtige Gestalt an, entwickelt und schmückt sich aus. Im Bild wird die lehrhafte Aussage lebendig, wir können sie an-sehen, „einsehen", sie wird uns „ein-sichtig" und gelangt so in unser Leben, um fortan im „vor Augen geführten Bild" mit uns zu leben. Dieses gesehene – gesichtete Geschehen in der Krippe ist das „Ergebnis" des meditierten Ereignisses der Menschwerdung Gottes. Dieses Geschehen mündet in eine gefühlvolle Frömmigkeit, die ohne die Mystik des südwestdeutschen Landes unvorstellbar ist. Nicht von ungefähr leitet sich die Krippentradition unserer Landschaft von dem „Kindleinwiegen – Kindlwiegen" in den Frauenklöstern der Mystik ab und erhält von den Weihnachtsspielen die stärkste Anregung für ihre Ausgestaltung.
Die Krippenverehrung ist seit dem Weihnachtsspiel des heiligen Franz von Assisi in einer Höhle bei Greccio im Jahre 1223 bekannt. Ältere Krippenzeugnisse stammen aus Neapel, der Toskana und Apulien.
Angeregt von den Jesuiten, verbreiteten Franziskaner und Kapuziner im 17. Jahrhundert die Krippe in den Familien. Diese Hauskrippen sind geprägt von der Volkskunst Tirols, des Erzgebirges, Schwabens und Bayerns. Die Darstellung der Krippe wurde erweitert, die im Zusammenhang mit der Geburtsgeschichte stehenden biblischen Szenen wurden herangezogen und in die Welt der Krippe eingebaut.
In Neapel erfuhr der Krippenbau zuerst eine vielgestaltige Ausprägung: die ganze Lebenswirklichkeit wurde in die Krippe hineingenommen und um die Szene der Geburt Jesu angesiedelt. Eindrucksvoll konnte so dem Betrachter die Tragweite der Menschwerdung Gottes für sein Leben erschlossen werden.

Die Aussage der Krippe – die Aussage der Krippenfrömmigkeit

Die Krippe will den direkten Bezug der Geburt Jesu – der Menschwerdung Gottes – für den Betrachter und sein Leben eröffnen und verdeutlichen. Der Betrachter soll sich als einer erkennen, der zur Krippe kommt, um dort für sein Leben, sein Heil, sein Wohlergehen eine wichtige Erkenntnis und Erfahrung zu gewinnen. Die zunächst abstrakte theologische Aussage der Menschwerdung Gottes soll für den Betrachter und sein Leben ganz konkret sichtbar – erfahrbar werden: Gott ist für ihn Mensch geworden, um gemeinsam mit ihm zu leben. Gott wendet sich ihm zu, er nimmt ihn an und liebt ihn, so wie er ist. Die Menschwerdung Gottes – die Geburt Jesu – ist nicht ein zurückliegendes vergangenes historisches Ereignis, mit dem der Betrachter und sein Leben nichts zu tun haben. Die Geburt Jesu geht den Betrachter direkt an, sie hat mit ihm und seinem Leben zu tun. Im Sehen soll er erkennen und erfahren, daß Jesus, der Sohn Gottes, jetzt für ihn Mensch wird, um ihn aus seiner Verlassenheit, Einsamkeit, Trostlosigkeit, Resignation und Verzweiflung herauszuholen. Als der Christus seines Lebens führt er ihn aus der Trennung Gottes heraus und begleitet ihn in der nahen Nähe Gottes.

So gesehen, verstehen wir, warum die Krippendarstellung immer mehr individuelle Umweltbezüge des Betrachters in sich aufnimmt und vereinigt! Dem Betrachter soll die Zusammengehörigkeit seines Lebens mit dem Leben Gottes vor Augen geführt werden: sich und sein Leben kann der Betrachter eben am ehesten in der ihm vertrauten Umwelt und Umgebung erblicken und erkennen.

In der Krippe und in dem, was sie darstellt, geschieht die Menschwerdung Gottes – die Geburt Jesu – nicht in der Vergangenheit, sondern ereignet sich jetzt und hier, neu im Sehen des Betrachters – für den Betrachter.

Die Krippe ist somit Ausdruck für das Bekenntnis unseres Glaubens: Gott wird Mensch in unsere Lebenswirklichkeit hinein für unser Heil und Wohlergehen. Die Krippe ist ein Zeichen des Heilsereignisses zwischen Gott und Mensch; im Bild hält sie fest, was sich zwischen Gott, Mensch und Welt ereignet.

Die Tradition der Darstellung des Weihnachtsgeschehens reicht bis in die ersten christlichen Jahrhunderte zurück. Die Details der Weihnachtsdarstellung sind uns insgesamt bekannt: die Krippe mit dem Kind, Maria und Joseph, die Verkündigung an die Hirten, der Stern, die Magier und die Tiere: Ochs und Esel. Das Kind, das oft einen Kreuznimbus trägt, weist auf unsere Erlösung hin. Weniger bekannt sind die Darstellung der Hebammen Salome und Zebel und das Bad Jesu mit den Bademägden. Über Maria und Joseph und die Verkündigung an die Hirten brauchen wir Näheres nicht auszuführen. Wir wenden uns den Tieren zu: Ochs und Esel. Beide finden sich in der Nähe des Kindes. Die Frömmigkeit verwendet für beide ein Zitat aus dem Propheten Jesaja: „Der Ochse kennt seinen Besitzer und der Esel die Krippe seines Herrn. Israel aber hat keine Erkenntnis, mein Volk hat keine Einsicht" (Jes 1, 3).

Wiederum ist es die Frömmigkeit, die Ochs und Esel in die Krippe stellt. Der Ochse als Sinnbild alter Stierkulte, der Esel als Sinnbild für Kulte im Mittelmeerraum verlieren ihre heidnische Funktion und treten in den Dienst des Kindes. Altes und Neues Testament rücken zusammen, altes und neues Gottesvolk kommen zur Krippe und sehen. Sie hören die Botschaft, nehmen sie an und glauben.

Joseph sucht und findet – nach einer Erzählung in den apokryphen Kindheitsevangelien – Hebammen, die die Jungfrauengeburt bezeugen sollen. Salome, die eine der Hebammen, will dieses Wunder erst glauben, wenn sie mit ihrer Hand die Natur der jungen Frau erforscht hat. Ihre Hand verdorrt. Nachdem sie mit ihrer Hand das Kind berührt hat, wird sie wieder geheilt.

Im Sinne des Ablösungsprozesses ist auch das Bad Jesu zu verstehen. Das Gotteskind löst die Bäder – Waschungen der griechischen Mythologie ab und überwindet so das Bad des Zeus, Hermes und Dionysos. Die Badeszene findet sich in den griechischen Weihnachtsbildern seit dem 5. Jahrhundert. Westliche Darstellungen verhalten sich dieser Szene gegenüber sehr zurückhaltend, Hyronimus lehnt sie entrüstet ab.

Die Magier fehlen auf den Weihnachtsbildern östlicher Herkunft selten. Der Stern führt sie zu dem Kind, dem sie kniend huldigen.

Badische Krippen – Ausdruck der Lebens- und Glaubenswirklichkeit

Die badischen Krippen und mit ihnen die Krippen Süd- und Südwestdeutschlands geben ihre eigene Lebens- und Glaubenswirklichkeit in einer unverkennbaren Weise wieder: ihr baulicher Stil mit allen Elementen der Ausschmückung bezeugt dies. In den Krippen finden wir oft die Vielfalt und den Reichtum der weithin geschätzten Landschaft. Kasten-, Rund-, Berg- und Höhlenkrippen greifen ihre jeweilige Umgebung auf und versehen sie manchmal mit orientalischen Stücken, so daß Ferne und Nähe ihre Verbindung eingehen.
Die Volksfrömmigkeit mit ihrem offenkundig unverstellt einheitlich-ganzheitlichen Lebens- und Glaubensverständnis hat beachtenswerte und eindrucksvolle An-Sichten von der weihnachtlichen Glaubenswahrheit hervorgebracht.
Theologische Aus-sage, Verkündigung und künstlerisch deutendes Schaffen bilden in vielen badischen Krippen eine frohe Harmonie, von der sich Herz und Verstand gerne ergreifen lassen.
Badische Krippen sind oft eingebettet in den Krippenberg, den wir häufig auch in Tirol finden. Die Menschen errichten über dem Futtertrog und Stall – ihr Futtertrog und ihr Stall! – den heiligen Berg und bebauen ihn mit allem, was ihr Leben bestimmt und leitet.
Mitten in ihre Landschaft und Natur bereiten sie dem unscheinbaren Kind und seinen Eltern ein bescheidenes warmes Nest, eine Schutz bietende Behausung. Maria und Joseph, die Hirten und andere auf dem Weg sind nicht irgendwelche Personen und Figuren einer fernen geschichtlichen Vergangenheit, tote Puppen gleichsam, die unbeweglich starr eine Szene – ein Szenarium – wiedergeben: Nein! Diese Figuren sind sie – sie selbst –, die in ihrer Zeit leben und sich entsprechend verhalten. Sie kleiden sich nach dem Brauch ihrer Zeit, festlich, weniger festlich, je nach Anlaß; sie gehen ihrem Alltag nach, bestreiten ihr Leben.
Bethlehem: das ist ihr Ort, ihre Stadt, ihre Umgebung und Landschaft mit aller Schönheit, Freude und auch Trauer ihres Lebens. Inmitten ihrer Natur und Landschaft ist in dem unscheinbaren Kind für sie der Retter geboren, der Messias, der Herr (Lk 2, 12). Mitten unter ihnen ist Gott Mensch geworden: auf ihrer Erde ist Friede, bei ihnen, den Menschen seiner Gnade (Lk 2, 14). Ihre Träume und Sehnsüchte erfüllen sich und sie erleben dies alles.
An einigen Beispielen soll sich das Gesagte verdeutlichen.
Zwei eierförmige (!) Krippenschalen der Familie Roos in Buchen (Seite 21) bezeugen das gesamte Heilsgeschehen zwischen Gott, Mensch und Welt. Das kleine Kind umgeben vom aufbrechenden Rosenhag und das mit der Siegesfahne geschmückte Kreuz mitten in strahlend blühenden Christrosen: Weihnachten und Ostern – Stationen – Höhepunkte in der Geschichte Gottes mit uns. In Berghaupten (Seite 17) finden wir eine moderne Höhlenkrippe, eingelassen in einem mächtigen Baumstamm. Vor der Höhle – auf Tabernakel und Altar – liegt das Kind in der Krippe. In Holzhausen (Seite 41) birgt der geöffnete runde Drehtabernakel eines Barockaltars die Krippe des Kindes. In beiden Darstellungen: das Kind – der Herr – in seinem Tabernakel – Zelt, mitten unter uns. In der Pfarrkirche von Ringsheim (Seite 53) erblicken wir Maria mit dem Kind, Joseph und die Hirten in der Schwarzwaldtracht. Sie sind umgeben von Trachtenträgern der Rheinebene und den orientalisch gekleideten Magiern. Maria mit dem Kind trägt die Tracht der jungen unverheirateten Frau. Ihr weißes Schultertuch wird von ihrem langen offenen Haar berührt. Ihr Kopf ist mit dem Schappel – der Brautkrone – geschmückt. Läßt sich das Geheimnis der Menschwerdung Gottes – geboren von der Jungfrau Maria – einfühlsamer ausdrücken?
In Wyhl (Seite 71) liegt das Kind in dem Stall eines Fachwerk-

hauses. Mühle und Teich inmitten eines dichten Waldes halten ein Stück der anheimelnden Kaiserstuhllandschaft fest.
Und schließlich in der Pfarrkirche von Meersburg (Seite 47): das Weihnachtsgeschehen spielt sich am Fuße der Stadt ab. Die Stadt auf dem Berg – über dem Bodensee – ist mit Unterstadt, Schloß und Oberstadt naturgetreu wiedergegeben. Und wer steht und kniet vor der Krippe? Drei Priester, bekleidet mit Chorrock und Chormantel – zwei mit Birett! –, halten die Gaben der Magier vor sich und bringen sie dem Kind. Sie sind von der Gemeinde-Krankenschwester und Bewohnern der Stadt begleitet. Wer sind diese Bewohner?
Ein Winzer, der mit seiner linken Hand einen Bottich samt Stößel und Trauben an sich drückt, ein alter Mann, der Bürgermeister, ausgestattet mit seiner Amtskette und schließlich der Arzt in voller Montur.
Sie alle sind lebende und verstorbene Bürger der Stadt Meersburg. Sie sind betroffen und ergriffen von der Geburt des Kindes: Freude und Zufriedenheit liegen auf ihren gezeichneten Gesichtern.
Wer die Krippen der badischen Landschaft aufsucht, wird an vielen Orten die Spuren einer alten und tiefen Volksfrömmigkeit vorfinden. Er wird manches Detail ent-decken, das ihm etwas Unverfälschtes und Untrügliches von Land und Leuten aufzeigt und vermittelt. Wenn er sich unter die Betrachter und Beter stellt, um selbst anzusehen und anzubeten, wird er an einen gewachsenen Ausdruck des Glaubens und der Frömmigkeit anknüpfen können.

Literatur

A. Rudolph/J. Adelmann: Schwäbische Barockkrippen, Stuttgart 1981. H. Kirchhoff: Christliches Brauchtum, München 1984. J. Küster: Wörterbuch der Feste und Bräuche im Jahreslauf, Freiburg 1985.

Franz Hundsnurscher

Geschichte der Krippenorte

Baden-Baden

Bereits in der zweiten Hälfte des ersten christlichen Jahrhunderts war Baden-Baden römische Bade- und Garnisonsstadt. Nach der Zerstörung durch die Alemannen im 3. Jahrhundert blieben nur einige verstreute dörfliche Siedlungen übrig. Erst Ende des 5. Jahrhunderts kam es unter den Franken wieder zu einer langsamen Neubildung der Stadt.
Im 15. Jahrhundert war das alte Schloß Hohenbaden, dessen Ruine noch zu sehen ist, Hauptsitz der Markgrafen. Vor 1600 wurde die Burg durch einen Brand zerstört und nicht wieder aufgebaut. Bereits 1479 wurde die Residenz ins Neue Schloß verlegt, wo sie bis zur Zerstörung der Stadt 1689 durch die Franzosen blieb.
Im 18. und 19. Jahrhundert wurde das Schloß unter Beteiligung der Baumeister Rossi, Rohrer und Fischer wiederhergestellt. Heute beherbergt es stadtgeschichtliche Sammlungen und das Zähringer Museum.
1391 wurde die Pfarrkirche St. Peter und Paul zur Grabkirche der Markgrafen erwählt. Markgraf Jakob I. erhob sie 1453 zum Kollegiatstift Unserer Lieben Frau, das bis zu Beginn des 19. Jahrhunderts bestand. Nach der Säkularisation wurde das Langhaus der Kirche abgerissen, die Chorpartie in den Bau der Sparkasse einbezogen.
Das Zisterzienserinnenkloster Baden-Lichtenthal ist eine Gründung der Irmingard, der Enkelin Heinrichs des Löwen und der Witwe des Markgrafen Hermann V. von Baden aus dem Jahre 1243. Hier war bis 1372 die Grabstätte der Markgrafen, deren Grabdenkmäler in der Fürstenkapelle zu sehen sind. 1728 wurden Abtei- und Konventsgebäude von dem berühmten Barockbaumeister Peter Thumb erneuert.
Die Kapuziner besaßen zwischen 1631 und 1806 ein Kloster in Baden-Baden, welches nach der Aufhebung 1807 zusammen mit der Kirche von dem Verleger Cotta erworben und von Weinbrenner umgebaut wurde, heute Badischer Hof.
Nach der Spitalkirche steht ein überlebensgroßes monolithisches Kruzifix von Nikolaus Gerhaert aus dem Jahre 1467.
Nach der Zerstörung Baden-Badens durch die Franzosen 1689 wurde die Residenz nach Rastatt verlegt und die Stadt verlor an Bedeutung. Erst gegen Ende des 18. Jahrhunderts kam es zu einem erneuten Aufschwung.
1808 errichtete Weinbrenner das Palais Hamilton, die heutige Städtische Sparkasse. Das Promenadenhaus wurde gebaut, welches 1827 zum Kurhaus mit Spielbank erweitert wurde. Die Spielbank bestand bis 1872 und wurde 1933 neu eröffnet.

Angaben zur Krippe

Ort:	Stadtgeschichtliche Sammlungen, Balreit-Museum Inventar-Nummer 84/508–529
Künstler:	Jürgen Hohl
Entstehungszeit:	1984
Material:	Wachs, bekleidet
Größe der stehenden Figuren:	ca. 30 cm
Besondere Merkmale:	Die Figuren tragen sowohl barocke Ständekleidung aus Baden-Baden nach Kupferstichen von Johann Martin Will um 1780 als auch bäuerliche Volkskleidung aus Iffezheim und Schmalbach um 1800. Der Hintergrund zeigt die Baden-Badener Stadtkulisse nach einem Kupferstich um 1800. Zur Zeit umfaßt die Krippe 21 Figuren. Weitere Krippenfiguren sind für die Zukunft geplant.

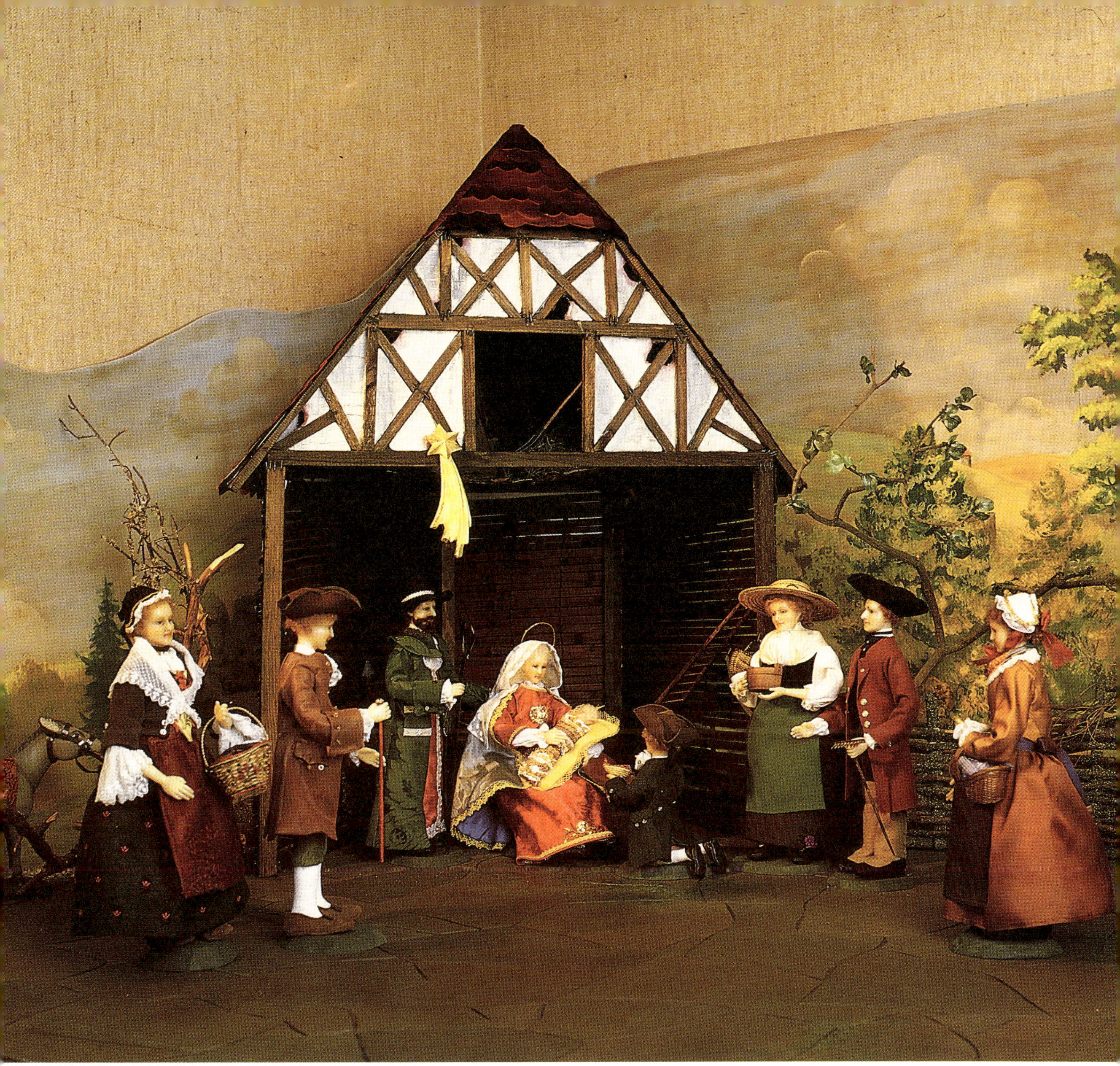

Berghaupten

Ortenaukreis

Im Jahre 1455 wird die Kirche Unserer Lieben Frau zu den vier Stegen erstmals erwähnt. Ab 1512 untersteht die Kirche dem Patronat des heiligen Georg.
Berghaupten besaß sowohl eine Burg, von der heute keine Reste mehr erhalten sind, als auch ein Schlößchen, dessen erster urkundlich genannter Besitzer Balthasar von Wartenberg war, späterer Schultheiß von Gengenbach. 1753 wurde in Berghaupten ein Kohlenlager entdeckt, welches bis zum Jahre 1920 abgebaut wurde.

Angaben zur Krippe

Ort:	Katholische Pfarrkirche St. Georg
Künstler:	Figuren unbekannt Architektur: Pfarrer Hermann Ebi
Entstehungsjahr:	ca. 1955, seitdem im Besitz der Pfarrei
Material:	Ton
Größe der stehenden Figuren:	ca. 80 cm
Besondere Merkmale:	Die Krippenfiguren werden in einer großen, mehrfarbig angestrahlten Höhle aus Baumrinde auf dem Hochaltar aufgestellt.

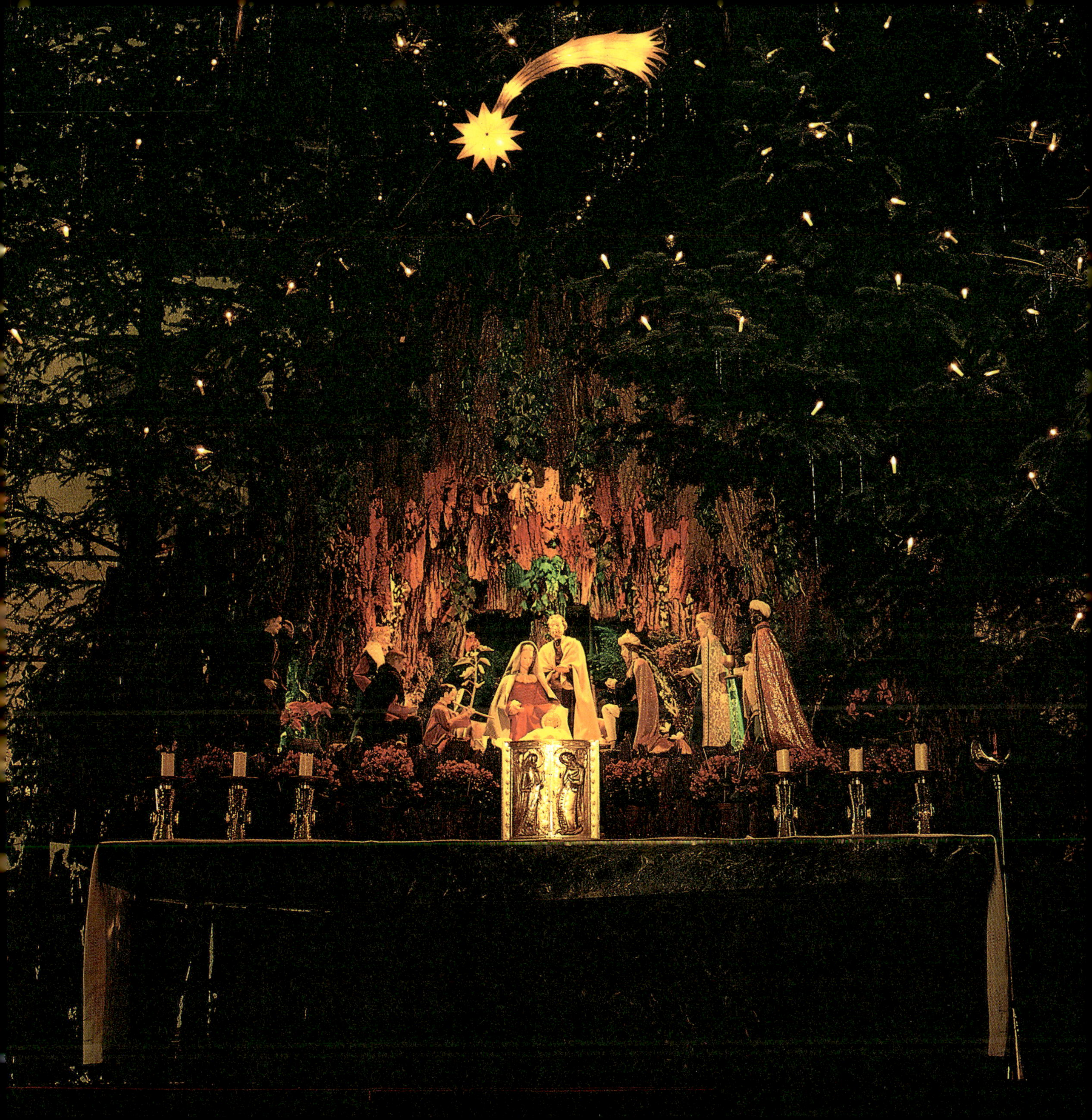

Bleichheim

Stadt Herbolzheim, Kreis Emmendingen

Das langgezogene Dorf Bleichheim im Bleichtal, der Grenze zwischen den alten Bistümern Konstanz und Straßburg, auf Konstanzer Seite gelegen, wurde im frühen Mittelalter wohl von Kenzingen her ausgebaut. Die Ortschaft gehörte den Üsenbergern, kam dann zur Markgrafschaft Hochberg und 1369 zu Österreich. 1680 erhielten sie die Freiherren bzw. Grafen von Kageneck zu Lehen, die hier ein heute noch stehendes Schloß bauten. 1805 kam Bleichheim mit der Landgrafschaft Breisgau an Baden.
Die Hilariuskirche wird bereits 1275 erwähnt. 1493 wurde sie dem Kloster Alpirsbach inkorporiert und fiel mit diesem an Württemberg, blieb aber katholisch. 1826/27 wurde die Hilariuskirche im klassizistischen Stil neu gebaut nach Plänen von Christoph Arnold. Oberhalb des Dorfes befinden sich die Reste der Burg Kirnburg. An der Stelle des Bades Kirnhalden stand früher ein Paulinerkloster „Kürnbach" oder „Heilig-Kreuz in Kirnbach", welches schon im Bauernkrieg zerstört wurde.

Angaben zur Krippe

Ort:	Katholische Pfarrkirche St. Hilarius
Künstler:	Pfarrer Hermann Steidle, Mesner Bernhard Lachmann
Entstehungsjahr:	1925, seitdem im Besitz der Pfarrei
Material:	Terracotta
Größe der stehenden Figuren:	ca. 35 cm

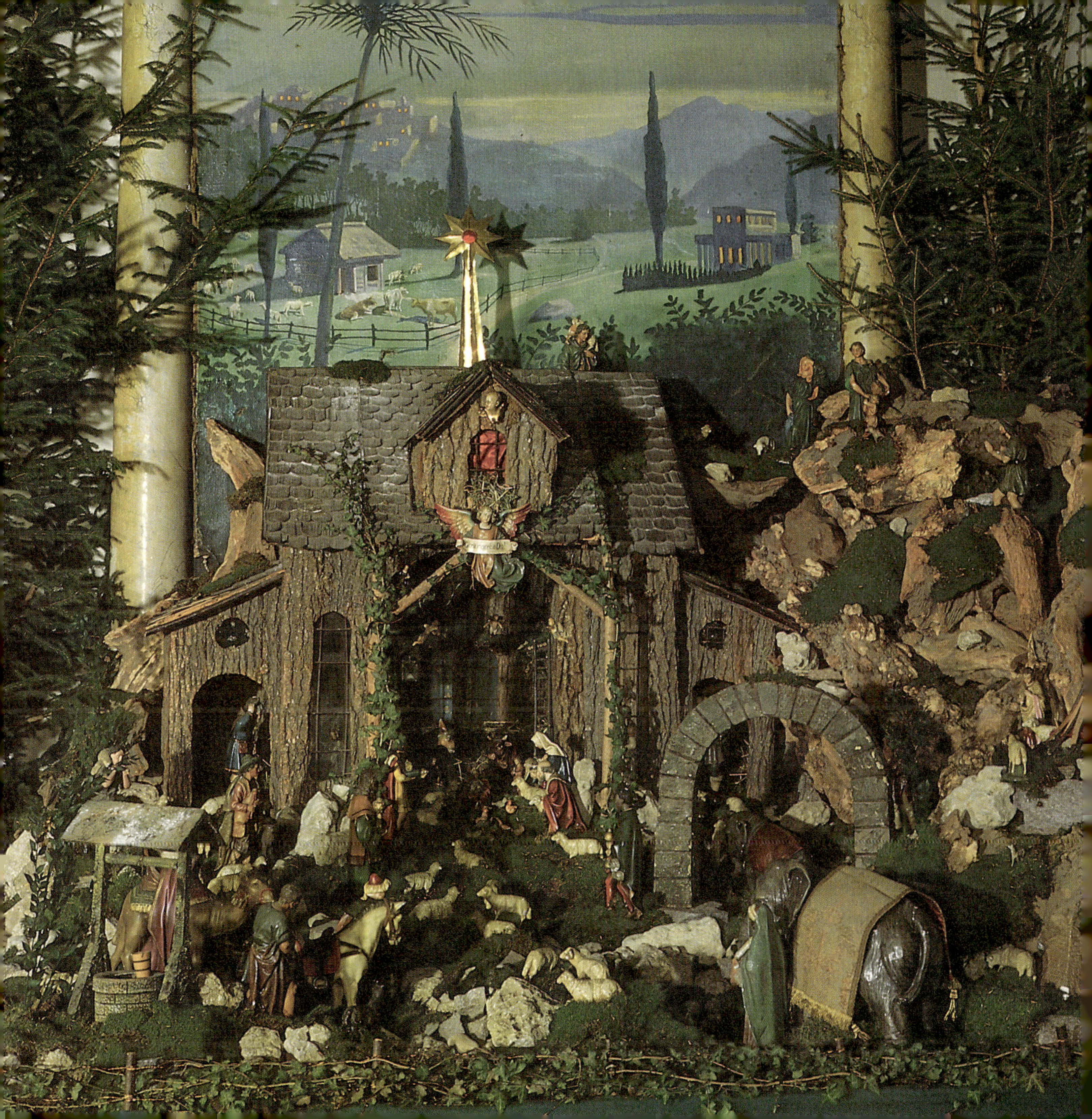

Buchen
Neckar-Odenwald-Kreis

Diese wohl fränkische Siedlung ist erstmals in einer Schenkungsurkunke des Klosters Lorsch vom Jahre 774 als Buchheim erwähnt. Seit dem 12. Jahrhundert waren die Edelherren von Düren Vögte und Besitzer von Buchen unter der Lehenshoheit des Klosters Amorbach. 1216 wurde Buchen zur Stadt erhoben. 1309 wurde sie von Albert von Düren an den Erzbischof Peter von Mainz verkauft. 1525 beteiligte sich die Stadt am Bauernkrieg. 1717 fiel der größte Teil der Altstadt einer Feuersbrunst zum Opfer. Seit 1806 ist Buchen badisch.
Eine Peterskirche ist erstmals 1320 genannt. Die Stadtkirche zum heiligen Oswald ist eine dreischiffige gotische Hallenkirche. Sie wurde 1503–07 von Erzbischof Berthold von Henneberg erbaut. Von der alten Stadtbefestigung ist nur noch das sogenannte Mainzer Tor erhalten. Im Amtshaus des Mainzer Kellers aus dem Jahre 1493, dem sogenannten „steinernen Bau", ist das Bezirksmuseum untergebracht.
In der Stadtkirche ist das Grabmal des Konrad Koch, genannt Wimpina († 1513), der aus Buchen stammte und als gelehrter Theologe der Hauptgegner Luthers war. Weitere berühmte Buchener waren der Minnesänger Albrecht „Pilgrim von Buchheim", im 18. Jahrhundert Gottfried Bessil ein bedeutender Abt des Stiftes Göttweig sowie Joseph Wittman, badischer Staatspräsident.

Angaben zur Krippe

Ort:	Im Privatbesitz der Familie Roos
Künstler:	unbekannt
Entstehungsjahr:	1. Hälfte 19. Jahrhunderts
Material:	Pappmaché
Größe der stehenden Figuren:	ca. 8 cm
Besondere Merkmale:	Entsprechend einer alten Familientradition erhält jeweils die jüngste Tochter die Osterkrippe gewissermaßen als Mitgift, sobald sie das Elternhaus verläßt. Zu Weihnachten ziert sie zusammen mit anderem Baumschmuck den Tannenbaum.

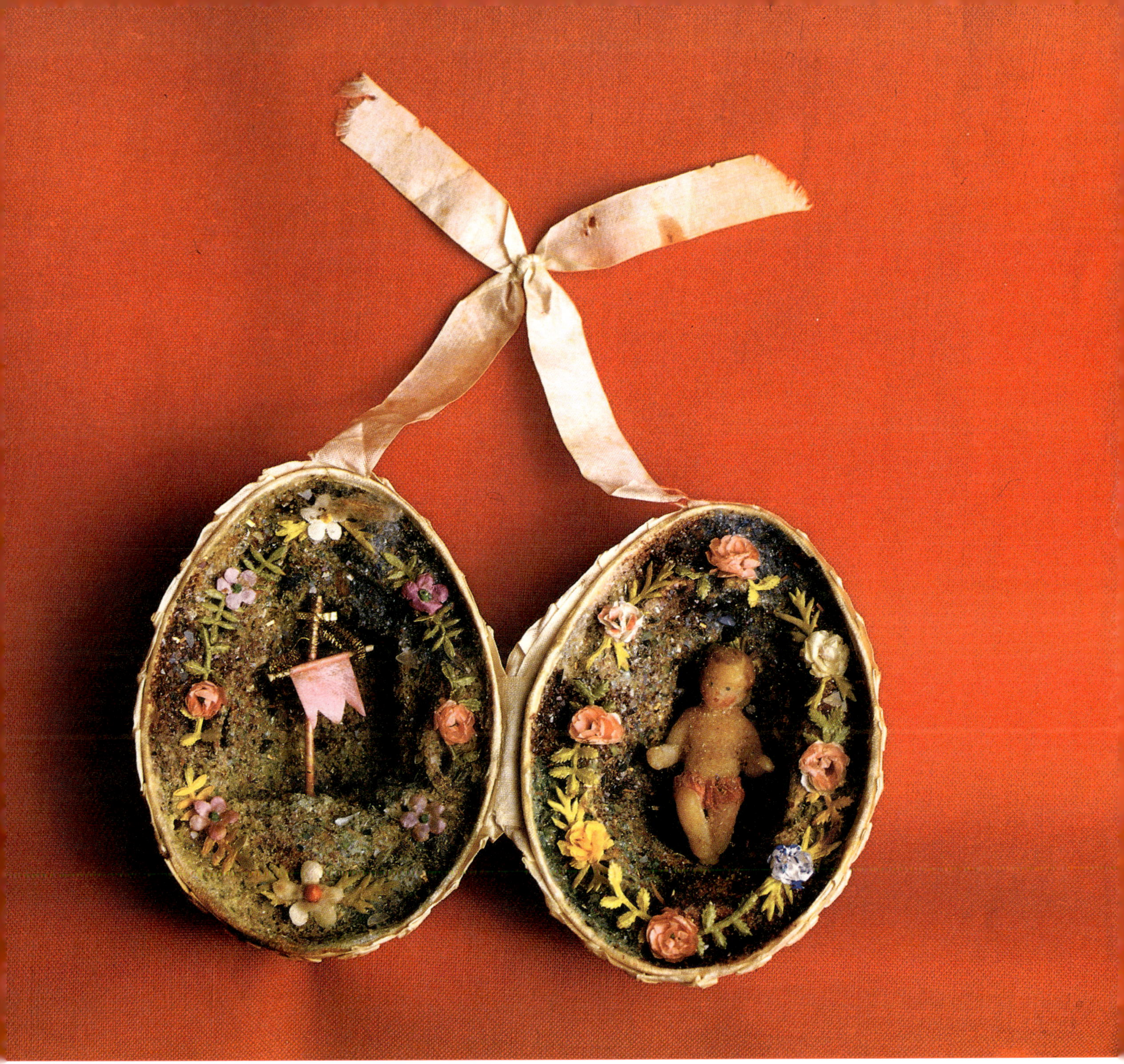

Burkheim

Stadt Vogtsburg im Kaiserstuhl,
Kreis Breisgau-Hochschwarzwald

Burkheim gehört zu den ältesten Siedlungen des Kaiserstuhls. Schon Ende der Älteren Eiszeit zogen hier Jägerhorden vorbei. Die ersten menschlichen Niederlassungen gründeten in der Spätbronzezeit, wie Funde auf dem Burgberg belegen. Etwa 1000 v. Chr. dürfte diese befestigte Siedlung bestanden haben.
Erstmals urkundlich belegbar ist Burkheim 762 in einer Schenkungsurkunde des Straßburger Bischofs Heddo an das Kloster Ettenheim. Aus dieser Zeit stammen auch schon die ersten sicheren Hinweise auf den Weinbau. Nach Bötzingen ist Burkheim die zweitälteste Winzergemeinde am Kaiserstuhl. Die Peterskirche stammt aus dem 9. Jahrhundert. Seit dem 14. Jahrhundert besitzt Burkheim das Stadtrecht. Bei der unsinnigen Reform der neuesten Zeit brachte Burkheim das Stadtrecht der neuen Stadt Vogtsburg ein, das seinerseits nur ein starkes Dutzend Häuser und eine Kapelle aufweist.
1561 errichtete Lazarus von Schwendi auf der Ruine der ehemaligen Burg einen stattlichen Neubau, dessen Reste heute noch zu sehen sind.
Die wirtschaftliche Struktur Burkheims unterscheidet sich nicht von derjenigen der anderen Winzerdörfer des Kaiserstuhls. Baulich jedoch zeigt sich Burkheims städtischer Charakter mit seiner Marktstraße, die von schönen Häusern aus dem 16. und 17. Jahrhundert gesäumt wird, mit dem Rathaus aus dem Jahre 1604 sowie mit den Resten der alten Stadtmauer. Auch ein Tor ist noch vorhanden.

Angaben zur Krippe

Ort:	Katholische Pfarrkirche St. Pankratius
Künstler:	unbekannt
Entstehungsjahr:	unbekannt, seit 1927 im Besitz der Pfarrei
Material:	Gips, farbig gefaßt
Größe der stehenden Figuren:	30–50 cm

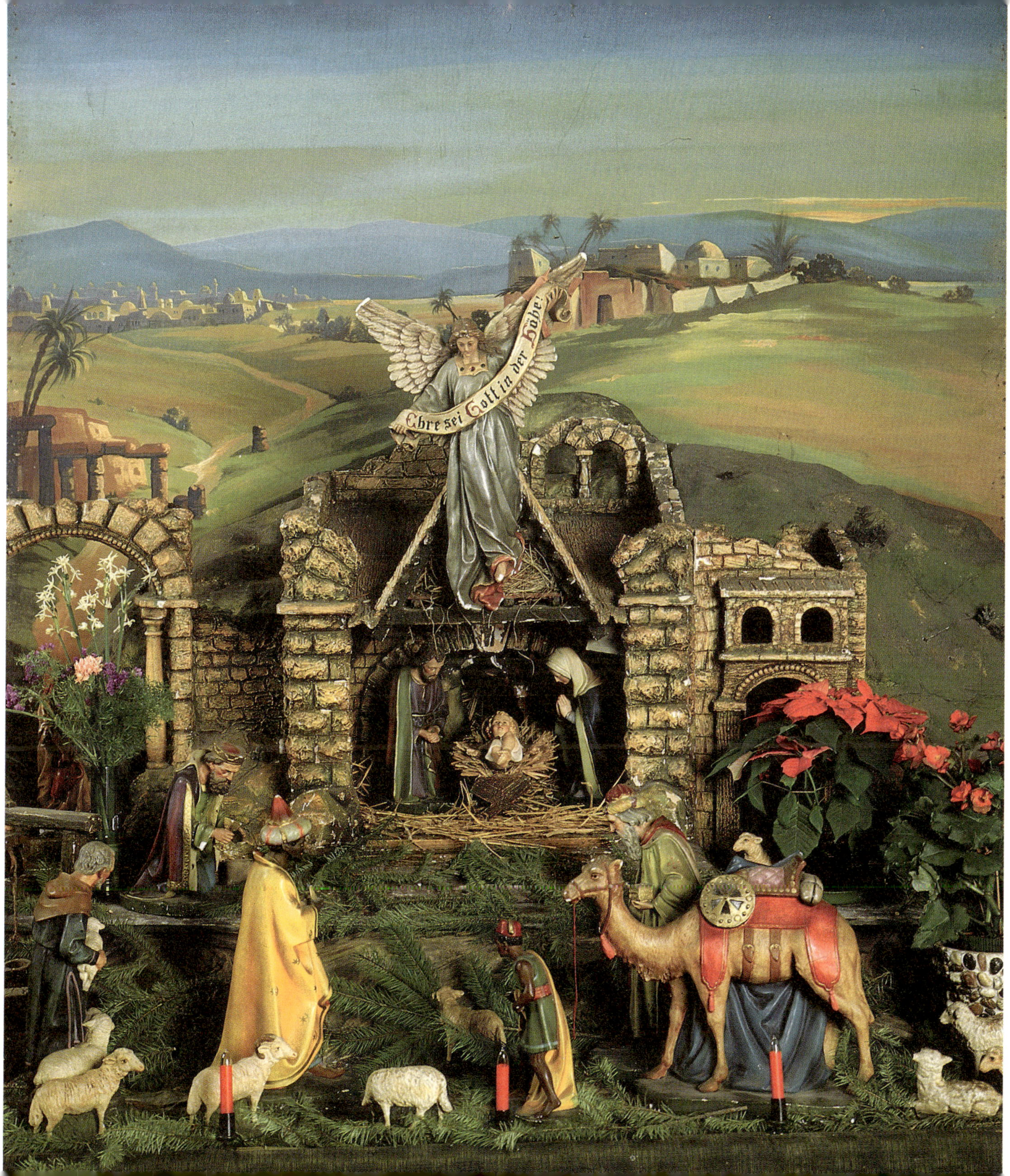
Ehre sei Gott in der Höhe

Freiburg im Breisgau

Die Stadt wurde um 1120 von Herzog Bertold III. gegründet. Gleich zu Beginn waren die Bürger frei und hatten außerdem noch weitere Rechte und Vergünstigungen, denn die weitblikkenden Zähringer bauten ihren Machtbereich nicht auf mit Dienern oder Untergebenen, sondern mit der Gründung freier Reichsstädte und der Beherrschung klösterlicher Kolonisation. Sie schufen ein Netz von Straßen und Städten, dessen Mittelpunkt Freiburg wurde; in unmittelbarer Nähe der Stammburg, durch ein neues Schloß geschützt und außerdem selbst wehrhaft und stark. So erlebte Freiburg ein Jahrhundert des Wohlstands und der Blüte, als freie Reichsstadt, günstig gelegen an der Handelsstraße Villingen–Breisach und in der Nähe der Silbergruben im Breisgau.

Der Grundriß der Zähringerstadt hat sich in der Freiburger Altstadt im wesentlichen erhalten. Auch stehen noch Reste der Stadmauer. Aus dem frühen 13. Jahrhundert stammen die unteren Teile des Schwabentores und des Martinstors. Die vielleicht lebendigste Erinnerung an diese Zeit sind die Stadtbächle.

1368 kauften sich die Freiburger Bürger von den Zähringer Erben, den Grafen von Urach, los und unterstellten sich der Schirmherrschaft Habsburgs. Der Beginn der schweizerischen Kriege gegen Habsburg markiert gleichzeitig das Ende der Blütezeit der lebendigen Kaufmannsstadt.

Im 17. Jahrhundert brach mit dem Vordringen der Franzosen an den Rhein für Freiburg ein Jahrhundert kriegerischer Auseinandersetzungen an: die Festung Freiburg zum Schutz von Reich und Österreich. Erst 1748 war die Festungszeit mit dem Frieden von Aachen zu Ende. Unter Maria Theresia wurde Freiburg zu einer stillen Amtsstadt. Die vorderösterreichische Regierungsverwaltung, der Adel, die Prälaten, die Jesuitenuniversität, das waren die herrschenden und tragenden Kräfte. Im Zweiten Weltkrieg wurden weite Teile des Altstadtkerns zerstört. Das Münster blieb bestehen.

Münster Unserer Lieben Frau, Freiburg im Breisgau

Mit der Stadtgründung war sicher auch die Errichtung einer Pfarrei verbunden. Die Pfarrkirche war aller Wahrscheinlichkeit nach dem heiligen Nikolaus geweiht. Schon 80 Jahre später, um 1200, begann man einen größeren Neubau im spätromanischen Stil, der noch heute teilweise im Querschiff erhalten ist. Die jahrhundertelange Baugeschichte des Freiburger Münsters, worüber zahlreiche Literatur vorliegt, weist vier Stilepochen auf: das spätromanische Querhaus um 1200, das frühgotische Langhaus 1220 bis 1260, der hochgotische Westturm ab 1260, der spätgotische Chor, 1354 begonnen und 1515 fertiggestellt, sowie die Brautpforte im Renaissancestil an der Südseite des Münsters. Im Inneren wurde der mittelalterliche Charakter bei der Renovierung zwischen 1865 und 1881 wiederhergestellt.

Angaben zur Krippe

Ort:	Münster Unserer Lieben Frau
Künstler:	Hans Wydyz
Entstehungsjahr:	1505
Material:	Holzschnitzarbeit, farbig gefaßt
Größe der stehenden Figuren:	75 cm
Besondere Merkmale:	1823 wurde der Dreikönigsaltar als linker Seitenaltar im Münster aufgestellt und dient heute alljährlich mit festlichem Weihnachtsschmuck als Weihnachtskrippe im Münster.

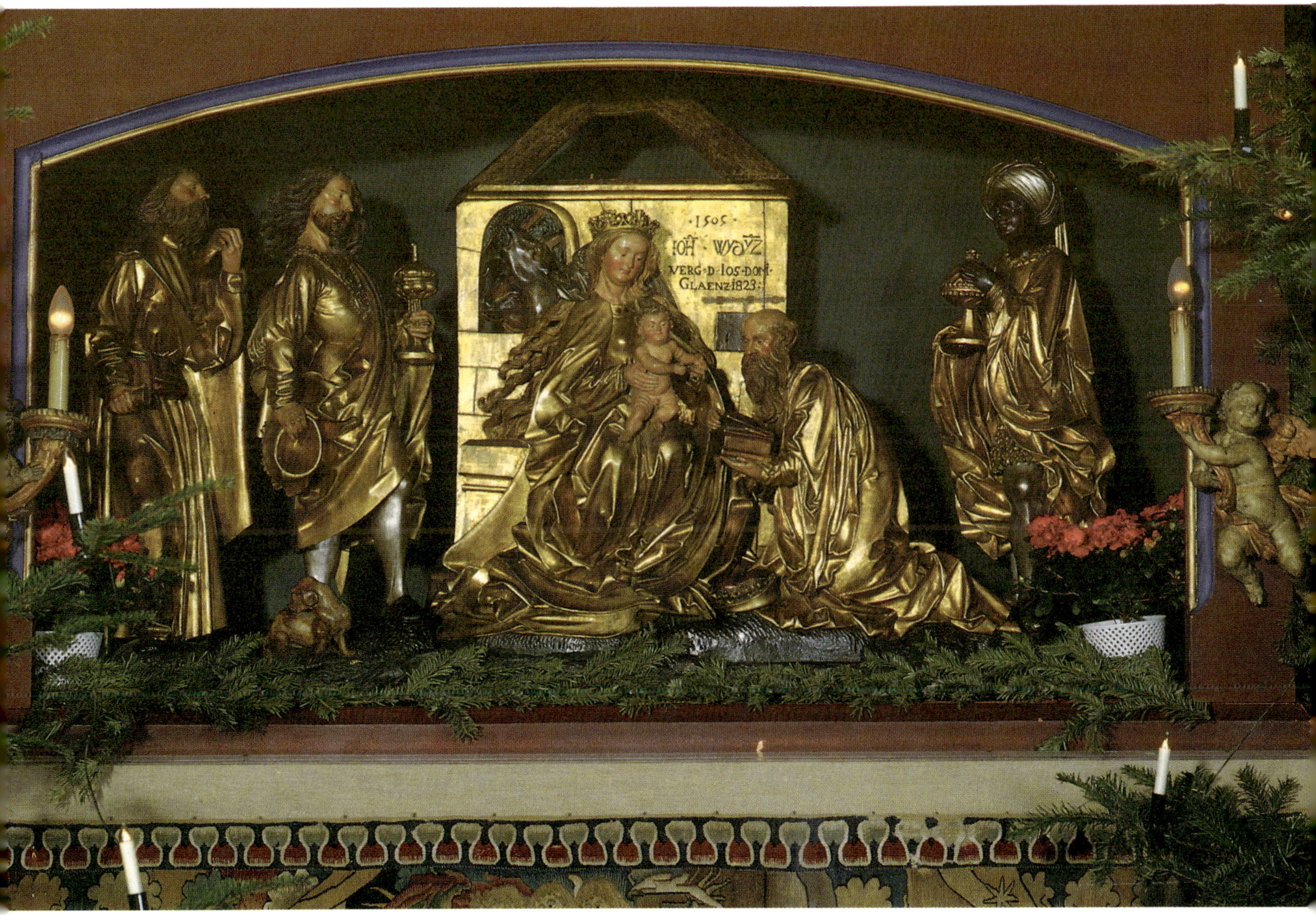
·1505·
IOH · WYGYZ
VERG·D·IOS·DON·
GLAENZ 1823:

Pfarrkirche St. Martin, Freiburg im Breisgau

Das erste Martinsheiligtum in Freiburg wurde vermutlich kurz nach 764 erbaut, eine einfache Holzkirche.
1226 kamen die Franziskaner nach Freiburg und siedelten zunächst außerhalb der Stadtmauer. Auf ausdrückliche Empfehlung des Papstes und des Konstanzer Bischofs überließ ihnen der Stadtherr Graf Konrad I. laut Urkunde vom 25. Mai 1246 die Martinskirche. Ihre Rechte als Pfarrkirche trat sie an das Münster ab. Schon 20 Jahre später erbauten die Franziskaner den heute noch erhaltenen hochgotischen Chor, dem Anfang des 14. Jahrhunderts der Anbau des Schiffes folgte. Aus dieser Zeit stammt auch der schöne Kreuzgang am Rathausplatz.
Kirche und Pfarrhaus wurden bei Belagerungen Freiburgs mehrmals schwer beschädigt. Anfang des 18. Jahrhunderts wurde die Kirche gründlich restauriert und barockisiert. Lediglich das Chor blieb unverändert. An diese Zeit erinnert noch das Hauptportal mit seinen drei Figuren.
1785 wurde das Franziskanerkloster durch Dekret von Kaiser Joseph II. von 1782 aufgehoben. Gleichzeitig wurde für den westlichen Teil der Stadt die „untere Pfarrei" St. Martin gegründet. Die Franziskaner mußten in das Augustinerkloster umsiedeln und die Augustiner wurden Hilfspriester in St. Martin. Ihr Vermögen bildete den Fonds für die neue Pfarrei. Zwischen 1877 und 1900 wurde die Kirche unter den Stadtpfarrern Bremeier und Hansjakob gründlich restauriert.
Nach dem Fliegerangriff vom 27. 11. 1944 blieb von der Kirche nur der Chor mit dem schwerbeschädigten Hochaltar und die Umfassungsmauern der Kirche erhalten. Im Schiff blieb unter anderem das aus dem 14. Jahrhundert stammende Heilige Grab verschont.
Am 6. Juli 1950 konnte Richtfest der wiederaufgebauten Kirche gefeiert werden.

Angaben zur Krippe

Ort:	Katholische Pfarrkirche St. Martin
Künstler:	Georg Ziegler, Friedrichshafen
Entstehungsjahr:	1958/59, seitdem im Besitz der Pfarrei
Material:	Holz, farbig gefaßt
Größe der stehenden Figuren:	ca. 45 cm
Besondere Merkmale:	Krippe besteht aus 33 Einzelfiguren

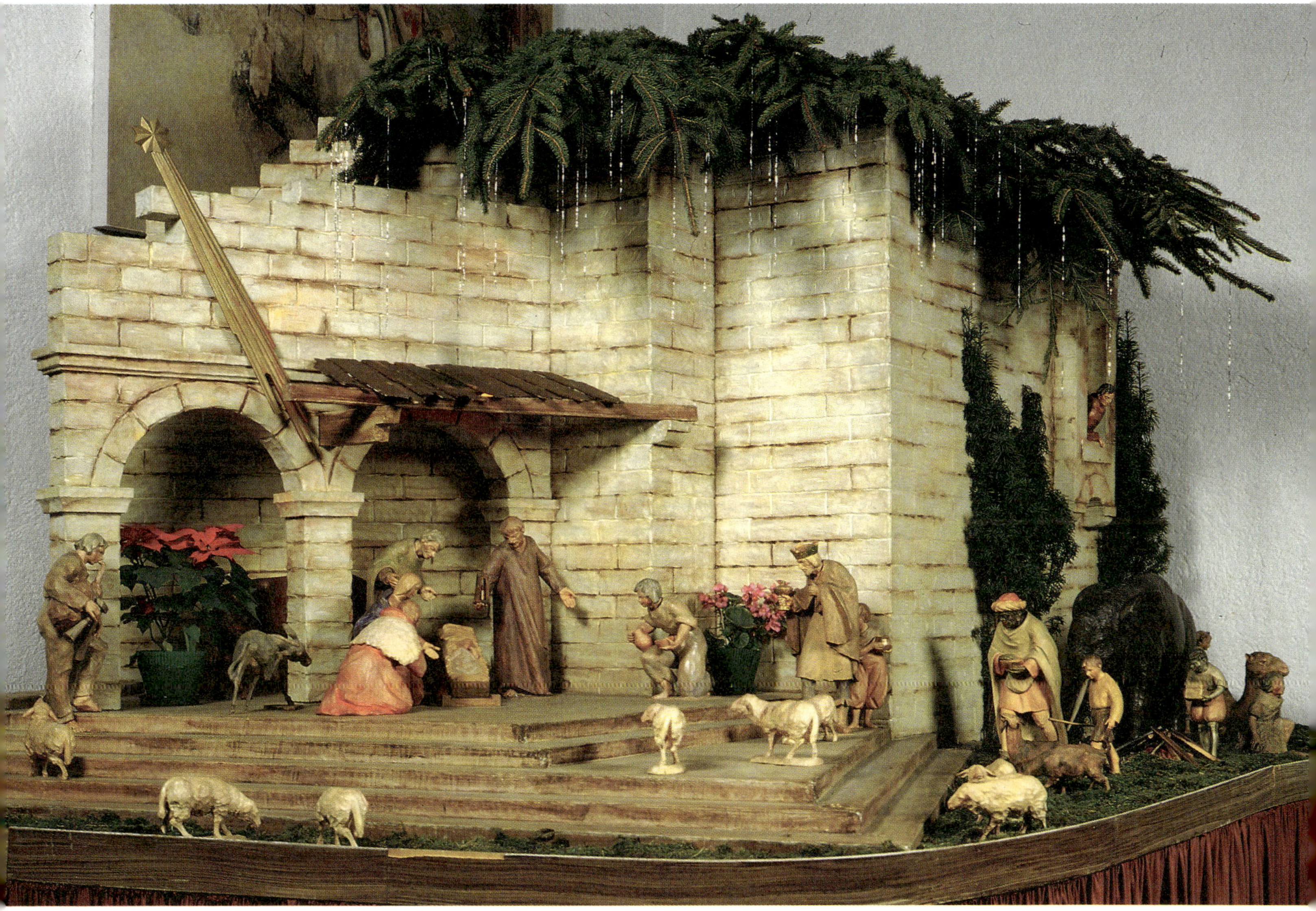

Pfarrkirche St. Johann, Freiburg im Breisgau

Die Pfarrei St. Johann geht aus der Pfarrei Adelhausen-Wiehre hervor. Schon in der Zeit der Christianisierung bestand hier eine Kirche der heiligen Einbetta geweiht. Nebenpatrone waren der heilige Cyriak und die heilige Perpetua. Um die Mitte des 15. Jahrhunderts war die Wiehre eine selbständige Pfarrei. In den folgenden Jahrhunderten wurde die Wiehre immer wieder von Kriegsgeschehnissen schwer getroffen. 1819 konnte die Gemeinde die Kriegslasten nicht mehr allein tragen und kam so zu Freiburg. Im Laufe des 19. Jahrhunderts wurde die Wiehre immer stärker besiedelt und die kleine, alte Pfarrkirche auf dem Annaplatz konnte ihren Zweck nicht mehr voll erfüllen. So wurde nach langen Auseinandersetzungen endlich im Jahre 1899 die neue Kirche fertiggestellt, die Johannes dem Täufer geweiht wurde. Die Kirche ist eine dreischiffige, basilikale Anlage. Die farbigen Glasfenster schuf Fritz Geiges.

Angaben zur Krippe

Ort:	Katholische Pfarrkirche St. Johann
Künstler:	unbekannt
Entstehungsjahr:	ca. 20er Jahre dieses Jahrhunderts, seitdem im Besitz der Pfarrei
Material:	Gips, farbig gefaßt
Größe der stehenden Figuren:	ca. 50 cm

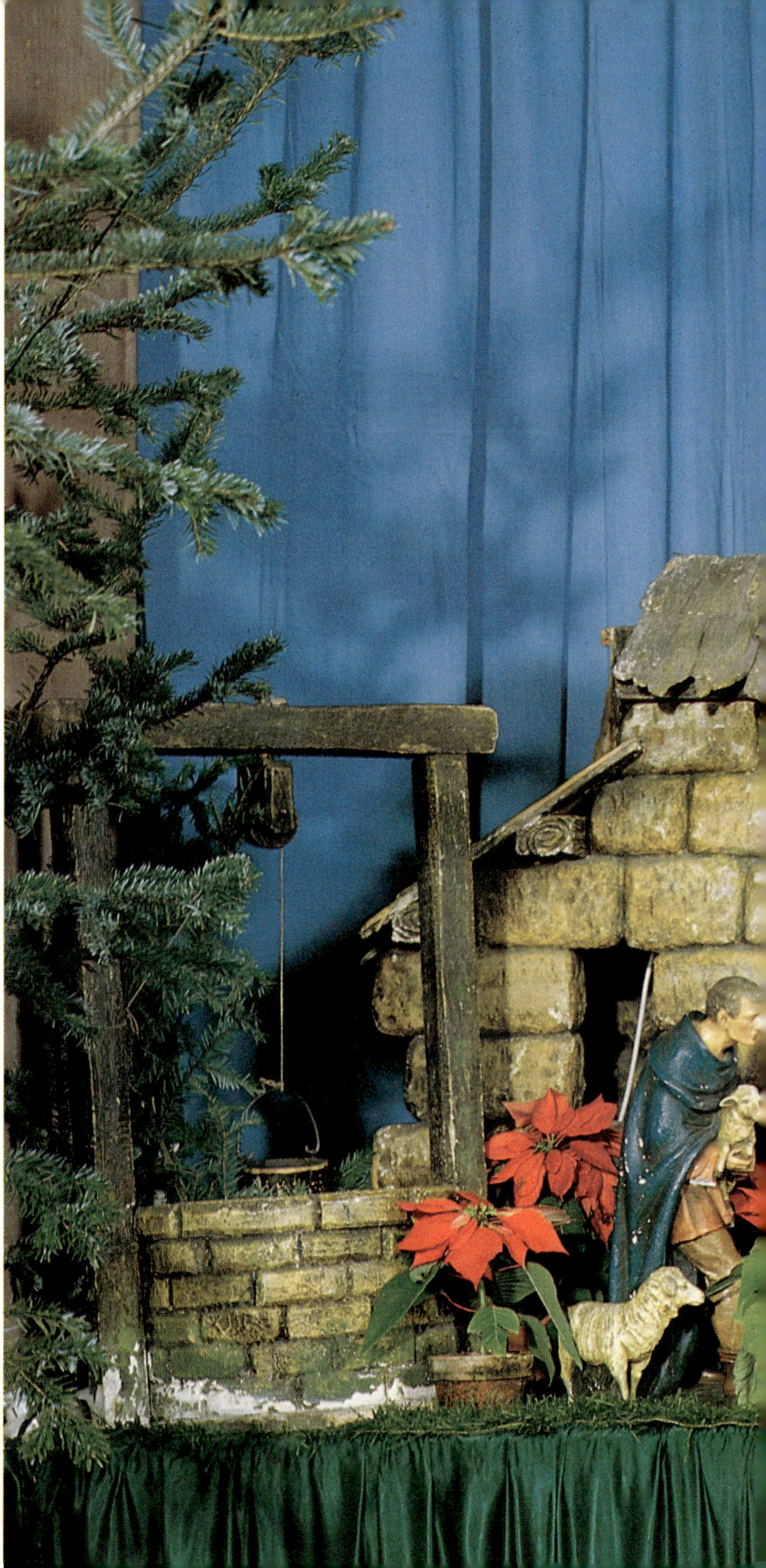

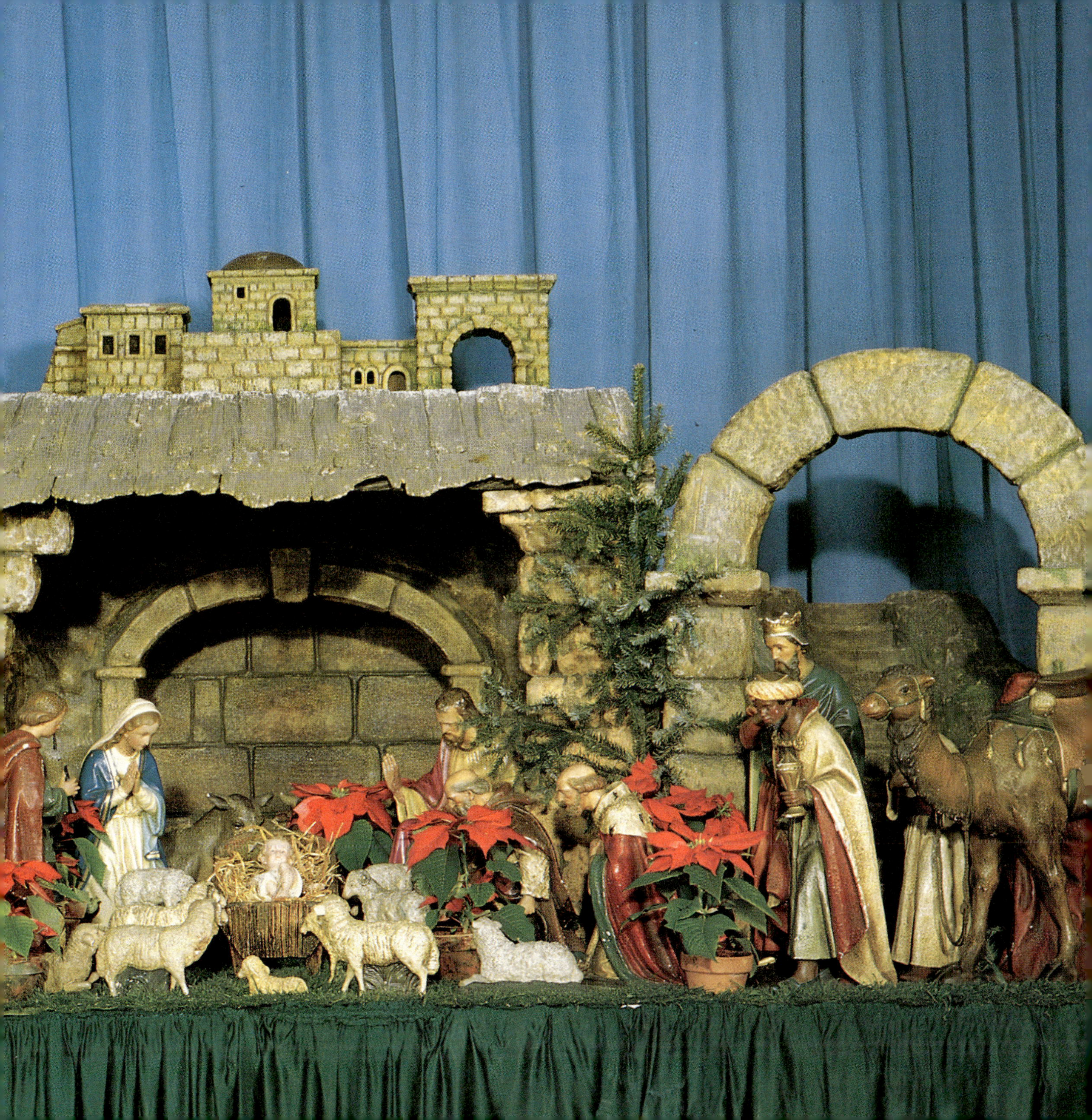

Pfarrkirche St. Barbara, Freiburg im Breisgau

In „Lutenwiler“ ist die Kapelle St. Barbara 1476 erstmals urkundlich erwähnt. Sehr wahrscheinlich verdankte sie ihr Entstehen dem nahegelegenen Erzbergwerk, denn die Bergleute verehren die heilige Barbara als ihre Schutzpatronin. 1768 schenkten die Freiburger Karthäuser der Wallfahrtskirche eine Relique aus dem Haupt der Heiligen.
Unter Kaiser Joseph II. wurde Ende des 18. Jahrhunderts auch die Barbarawallfahrt aufgehoben. Die Kapelle stand dann leer und verfiel, bis man den Entschluß faßte, sie ins Tal zu verlegen. 1826 stand die Kapelle, die in den folgenden Jahrzehnten immer weiter ausgebaut wurde, auf dem neuen Platz. In den Anfangsmonaten des Ersten Weltkrieges war die alte Wallfahrtskapelle zur Notkirche der zukünftigen Pfarrgemeinde geworden. Während des Zweiten Weltkrieges wurde die Kirche schwer beschädigt und danach neu aufgebaut. Im Oktober 1957 wurde sie neu konsekriert. Der Altar der alten Kirche mit den echten Barockfiguren der Schutzpatrone der Kirche befindet sich in der Seitenkapelle der neuen Kirche. Die alte Kirche dient heute der Pfarrgemeinde zu verschiedenen Zwecken.

Angaben zur Krippe

Ort:	Katholische Pfarrkirche St. Barbara
Künstler:	Josef Hien, Ottobrunn
Entstehungsjahr:	1965, seitdem im Besitz der Pfarrei
Material:	Köpfe aus Holz, bekleidet
Größe der stehenden Figuren:	ca. 15 cm
Besondere Merkmale:	Die Kastenkrippe, die eine Schwarzwälder Winterlandschaft zeigt, ist in der Eingangshalle der Pfarrkirche hinter einer Glasscheibe aufgebaut.

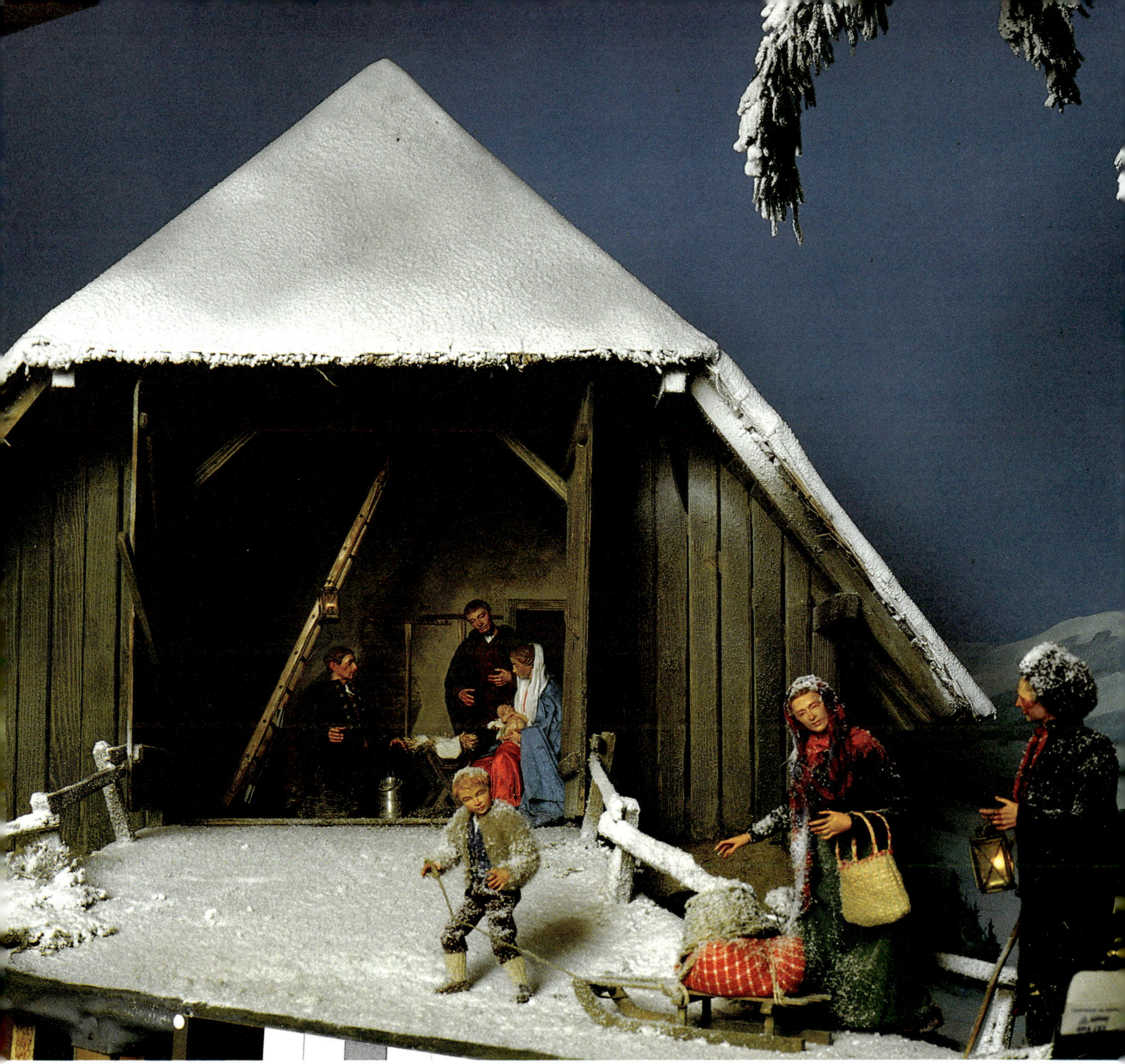

Pfarrkirche Heilige Familie, Freiburg im Breisgau

1908 wurde Betzenhausen mit der neu entstandenen Mooswaldsiedlung vereinigt und nach Freiburg eingemeindet. Am 1. 5. 1931 wurde die Pfarrkuratie errichtet. Die Pfarreigründung fand am 1. 1. 1957 statt. Die Kirche zu Betzenhausen wird 1507 erstmals erwähnt. Ihr Schutzpatron war der heilige Thomas. 1938 war die neue Kirche fertiggestellt, die der Heiligen Familie geweiht wurde.

Angaben zur Krippe

Ort:	Katholische Pfarrkirche Hl. Familie
Künstler:	Walter Ohlhäuser, Mannheim
Entstehungsjahr:	1960, seitdem im Besitz der Pfarrei
Material:	Lindenholz, bekleidet
Größe der stehenden Figuren:	ca. 80 cm

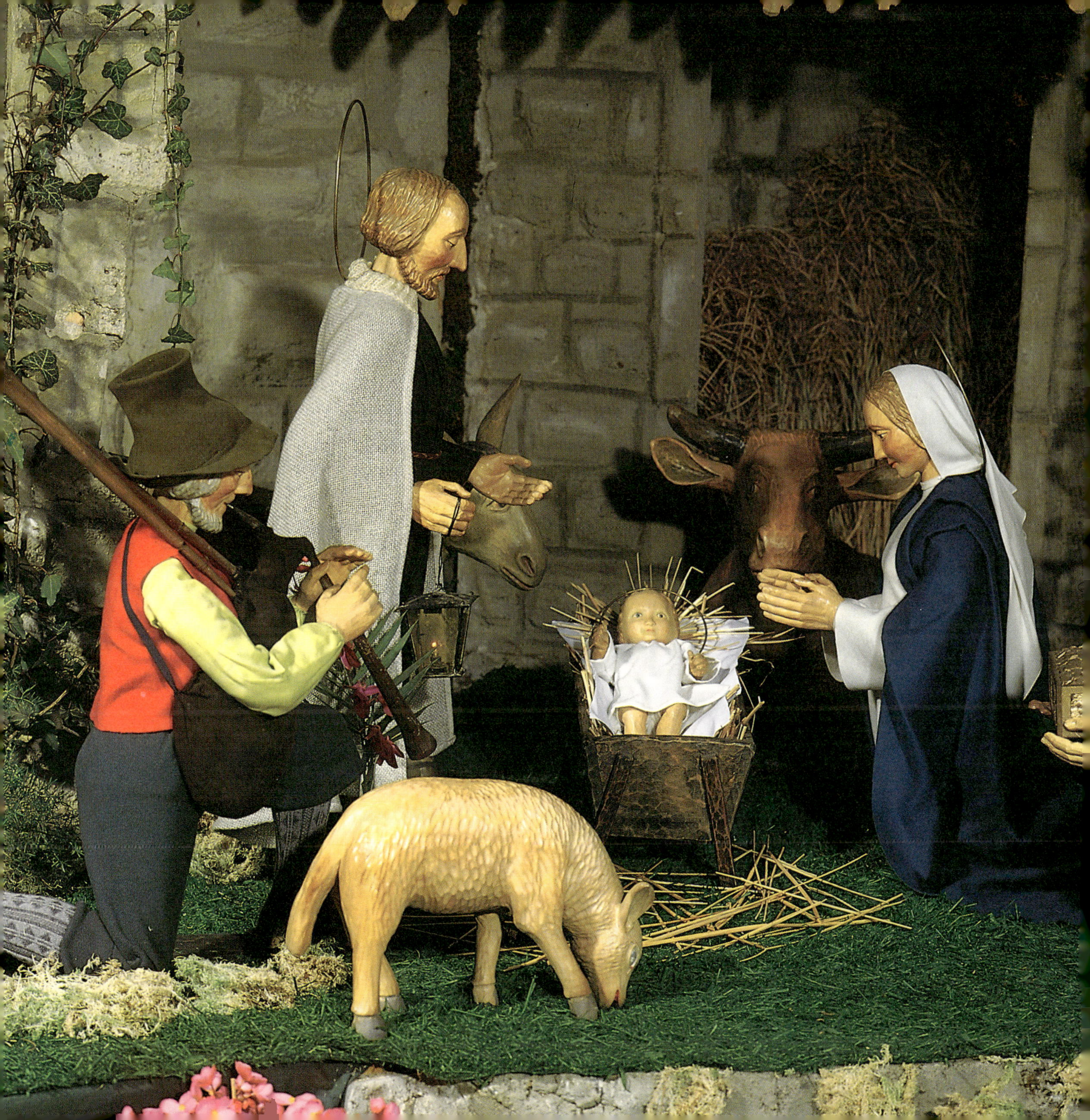

Pfarrkirche St. Konrad, Freiburg im Breisgau

Anfang des 20. Jahrhunderts herrschte im Nordwesten Freiburgs eine rege Bautätigkeit. Neue Siedlungen entstanden und die kleine St. Magdalenenkapelle konnte den Bedürfnissen der schnell wachsenden Gemeinde nicht mehr genügen. 1925 wurde die Pfarrkuratie errichtet durch Abzweigungen von den Pfarreien St. Martin, St. Urban und Herz Jesu. Am 30. 3. 1930 konnte die St. Konradskirche geweiht werden.

Angaben zur Krippe

Ort:	Katholische Pfarrkirche St. Konrad, Freiburg
Künstler:	Siegfried Fricker, Jestetten
Entstehungsjahr:	1966
Material:	Lindenholz
Größe der stehenden Figuren:	ca. 1 m
Besondere Merkmale:	Die Krippe besteht aus 3 Figurengruppen, die jeweils aus einem Stück geschnitzt sind.

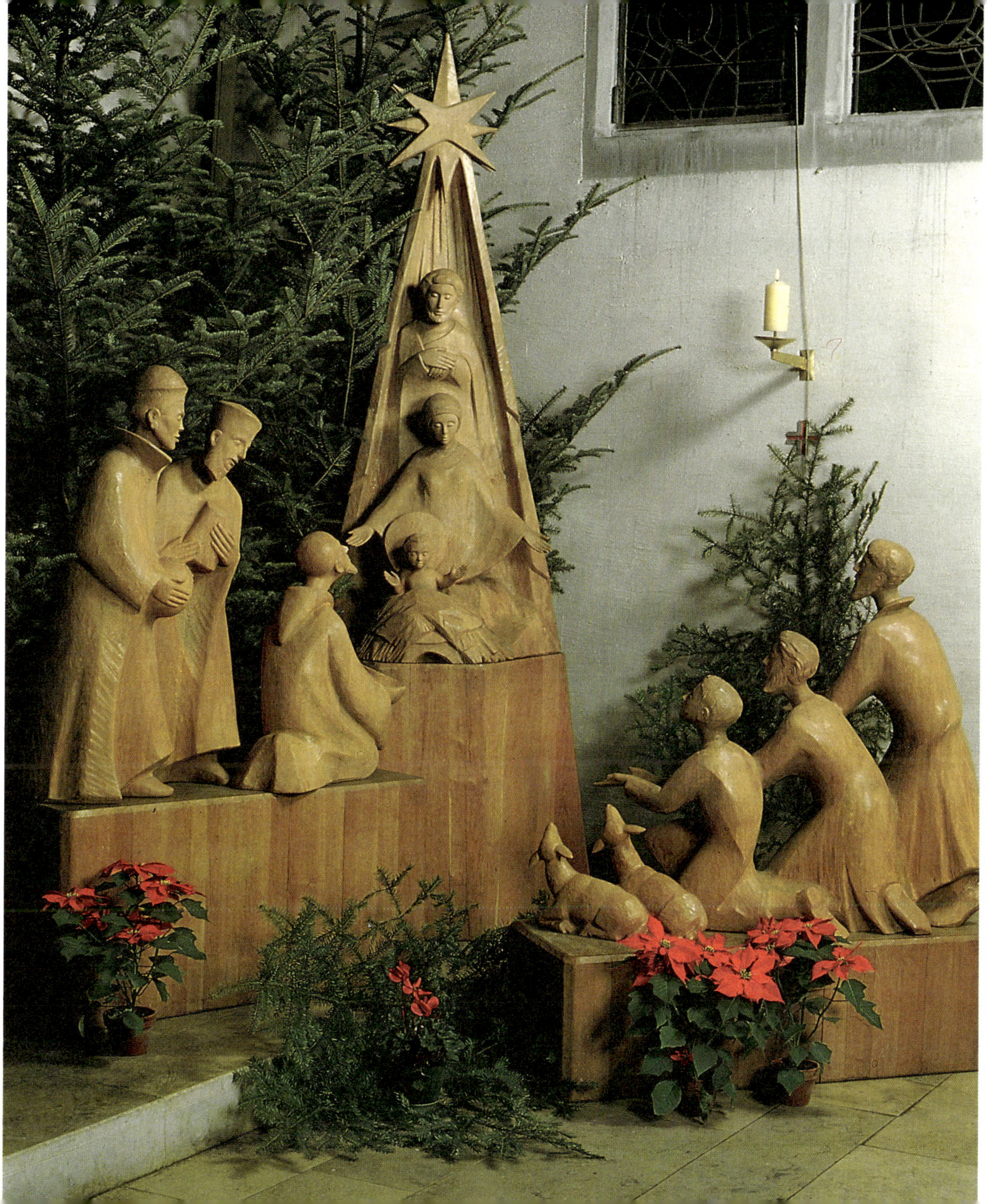

Das Augustiner-Museum, Freiburg im Breisgau

1278 ließen sich in Freiburg Bettelmönche vom Orden der Augustiner-Eremiten innerhalb der Stadtmauern nieder. Auf dem alten Hochufer der Dreisam, ganz in der Nähe des Schwabentores, errichteten sie jenes Kloster, nach dem das heutige Museum benannt ist. Über 500 Jahre konnte das Kloster den wechselhaften Einflüssen standhalten, bis es 1784 aufgrund des Dekrets von Kaiser Joseph II. der Säkularisation zum Opfer fiel. Anfang des 19. Jahrhunderts wurde der Kirchenraum in ein Theater umgewandelt, die übrigen Räume wurden als Schule bzw. Kaserne benutzt. Nach dem Ersten Weltkrieg wurden diese Einbauten beseitigt und das Museum eingerichtet, welches 1923 der Öffentlichkeit zugänglich gemacht wurde.
Grundstock der Sammlung und richtungweisend für deren weiteren Ausbau war der Schatz des Dominikanerinnenklosters „Mariae Verkündigung“ in Adelhausen, vor den Toren der Stadt, welcher nach dessen Aufhebung am 14. 11. 1867 an die Stadt fiel. Bedingt durch die wechselhafte Geschichte der Stadt Freiburg ist der Klosterschatz zusammengewachsen aus der Vereinigung mehrerer in Freiburg ansässiger Frauenkonvente und bietet heute ein eindrucksvolles Zeugnis hoher klösterlicher Kultur im Mittelalter, zusammen mit weiteren Werken aus dem Oberrheingebiet und den zahlreichen Leihgaben des Freiburger Diözesanmuseums.

Angaben zur Krippe

1. Ovales, holzgeschnitztes Relief

Ort:	Augustiner-Museum, Inventar 11986, bereits vor 1920 im Museumsbesitz
Künstler:	unbekannt
Entstehungsjahr:	Ende 18. Jahrhundert
Material:	Lindenholz in farbiger Originalfassung
Größe:	ca. 35 x 40 cm

Angaben zur Krippe

2. Sogenannte Kirchhofener Krippen

Ort:	Augustiner-Museum, Inventar 1157 seit 1911 im Museumsbesitz
Künstler:	unbekannt
Entstehungsjahr:	Ende 18. Jahrhundert
Material:	Holz, Pappe, Ton; bekleidet
Größe der stehenden Figuren:	22–34 cm
Besondere Merkmale:	Die Kirchhofer Krippenfiguren stammen ursprünglich aus zwei verschiedenen Krippen und wurden 1911 vom Augustinermuseum im Kunsthandel und aus Privatbesitz in Villingen und Freiburg erworben.

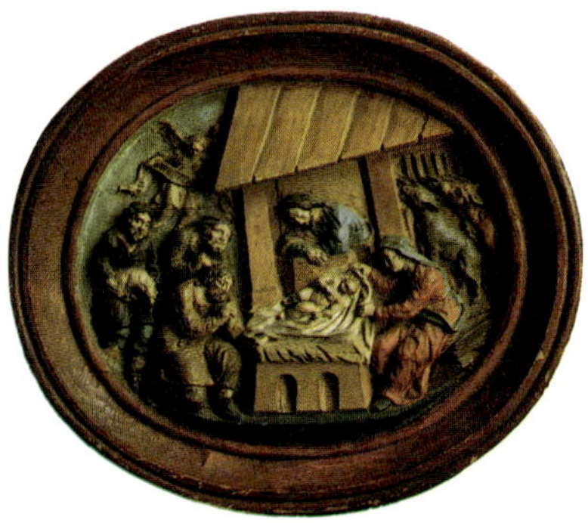

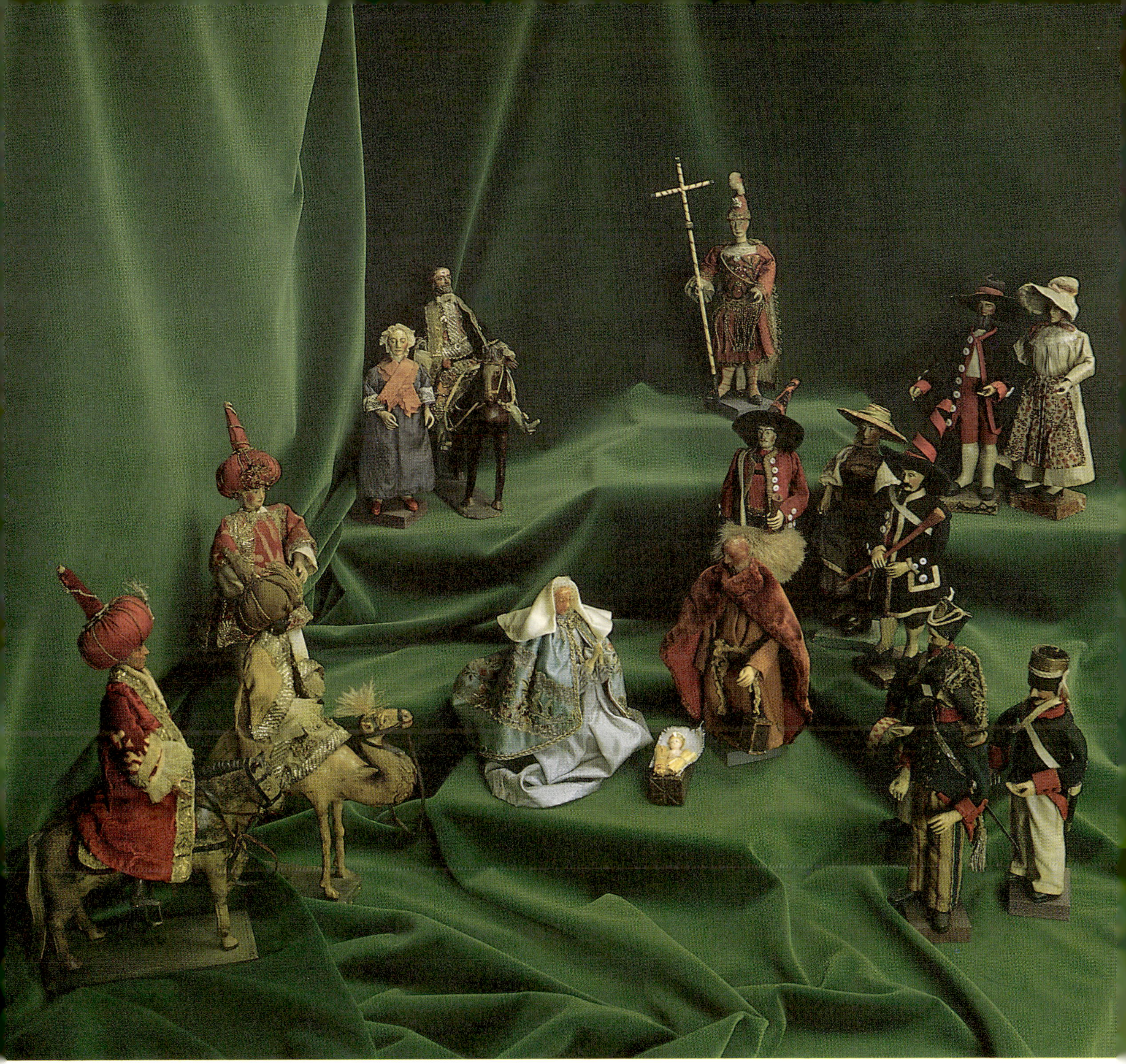

Hardheim

Neckar-Odenwald-Kreis

Im Jahre 782 wurde Hardheim in einer Lorscher Urkunde erstmals erwähnt. Seit dem 12. Jahrhundert besaß Hardheim eigenen Adel, der vermutlich die beiden Anfang des 14. Jahrhunderts nachgewiesenen Burgen errichten ließ. Die untere Burg wurde 1444 völlig zerstört bis auf den hohen Burgfried aus dem 12./13. Jahrhundert.
An Stelle der oberen Burg wurde 1561 unter Baumeister Urban Kaltschmied aus Lindau ein Wasserschloß errichtet. Seit 1807 diente das Gebäude als Schule, seit 1927 ist darin das Rathaus untergebracht.
Gegenüber ist der beachtliche Schüttungsbau zu sehen, die ehemalige würzburgische Zehntscheuer. Es handelt sich um einen mächtigen, dreigeschossigen Bruchsteinbau mit geschweiften Giebeln aus dem Jahre 1683.
Ab 1357 ist die Pfarrkirche St. Alban dokumentiert. Die heutige Kirche stammt aus dem Jahre 1891. Sie enthält ein schönes Vesperbild, welches um 1680 entstanden ist. Außen an der Chorwand ist ein Wappen von 1438 zu sehen sowie ein schönes Kruzifix aus dem Jahre 1695.

Angaben zur Krippe

Ort:	Katholische Pfarrkirche St. Alban
Künstler:	unbekannt
Entstehungsjahr:	ca. 1730–1750, 1972 wieder aufgefunden und seitdem im Besitz der Pfarrei
Material:	Holz bekleidet
Größe der stehenden Figuren:	ca. 58–62 cm
Besondere Merkmale:	Die Krippe wird im Heimatmuseum Hardheim verwahrt, zur Weihnachtszeit gelangt sie zur Aufstellung in der Pfarrkirche.

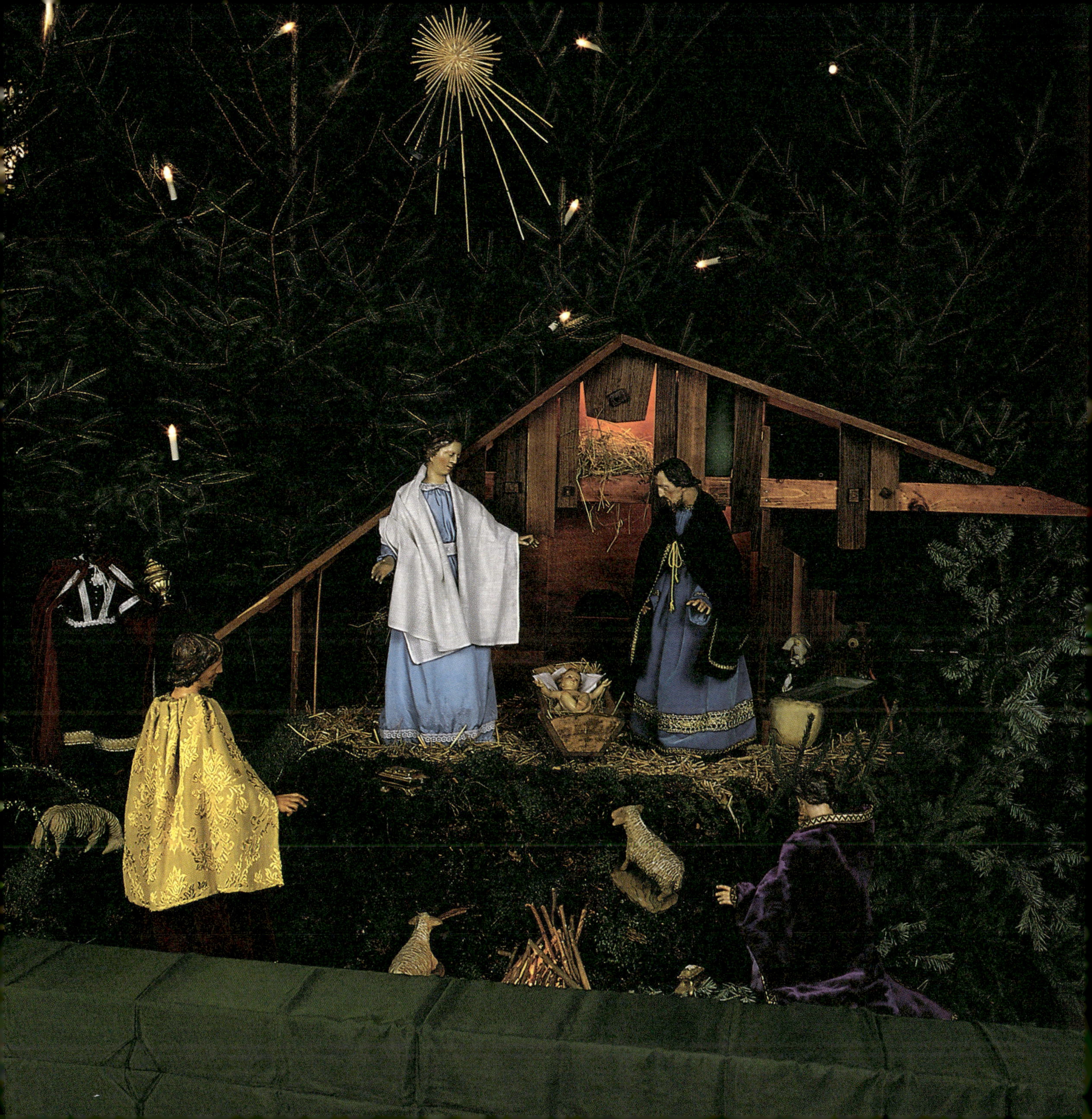

Holzhausen

Kreis Breisgau-Hochschwarzwald

Das dichtbebaute Haufendorf liegt auf einem Schwemmlößsaum am Ostrand des Nimberges. Sein Name geht auf einen Personennamen zurück und ist erstmals 849 als Holzoweshusen erwähnt. Im Laufe seiner Geschichte gehörte Holzhausen dem Kloster Sulzburg, den Üsenbergern, denen von Hachberg und Baden, den Schnewlin von Bärenlapp, von Landeck, von 1491 an dem österreichischen Kanzler Konrad Stürzel, 1598 Dr. Johann Pistorius von Reihenweier genannt Nidanus, 1612 Konrad Harsch, der um 1750 ein Herrenhaus baute. 1872 erlosch die Familie Harsch.
Die St. Pankratiuskirche ist 1362/70 als Filialkirche von Umkirch genannt, 1506 wird sie Pfarrkirche, jedoch ohne residierenden Pfarrer. Beim Neubau der Kirche 1779/80 blieb nur der spätgotische Turm erhalten.

Angaben zur Krippe

Ort:	Katholische Pfarrkirche St. Pankratius in March-Holzhausen, seit 1925 in dortigem Besitz
Künstler:	unbekannt
Entstehungsjahr:	1921
Material:	Gips, farbig gefaßt
Größe der stehenden Figuren:	ca. 30 cm

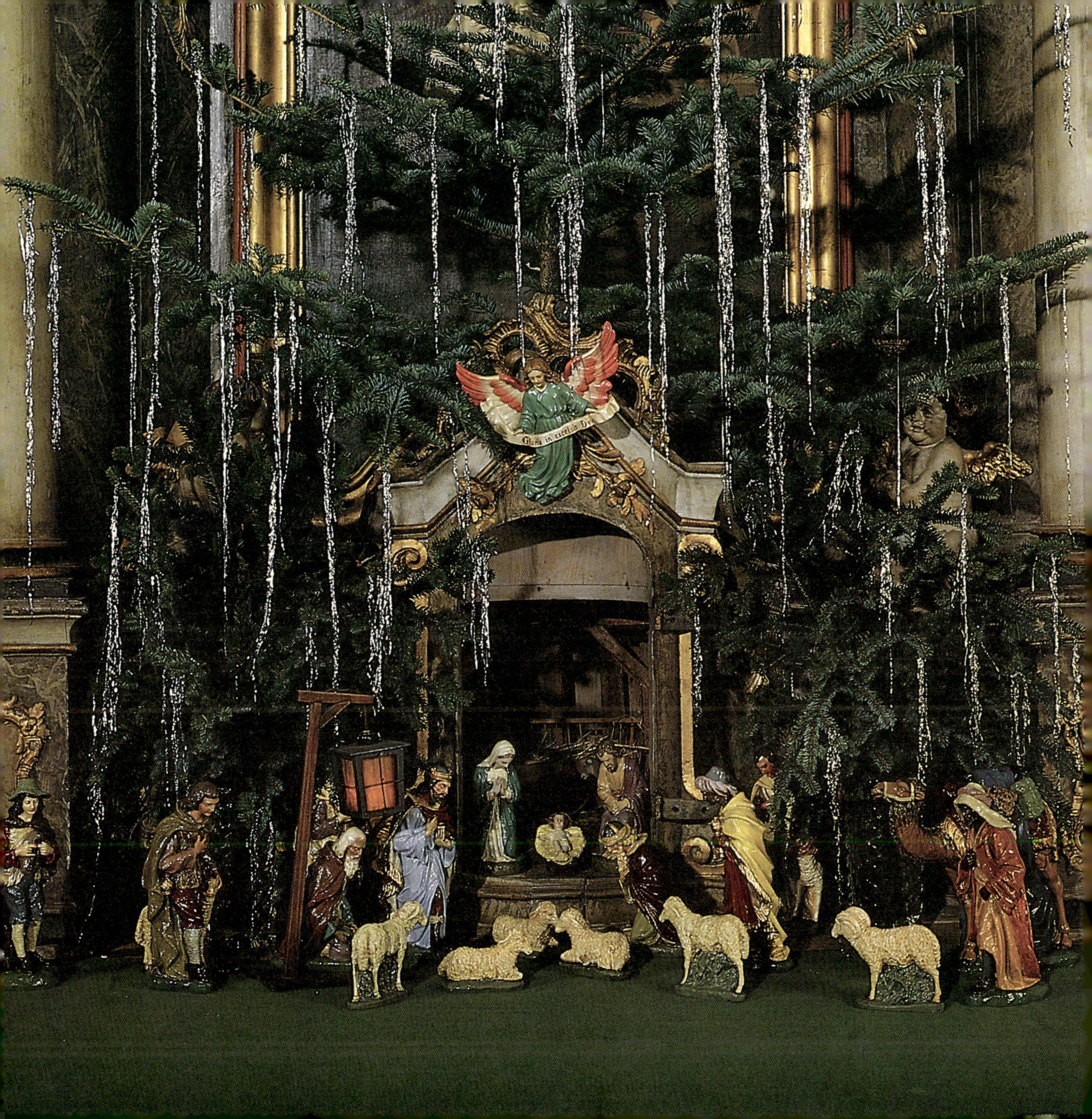
Gloria in excelsis

Hornberg
Ortenaukreis

Im Bereich des Triberger Granitmassivs liegt an der Schwarzwaldbahn das Städtchen Hornberg. Schon um 1100 wurde von Adalbert von Ellerbach die Burg Alt-Hornberg als Mittelpunkt seines Reichslehens erbaut. Etwa hundert Jahre später entstanden durch Teilung die Herrschaften Triberg und Hornberg. Um diese alte Burg, neben der auch eine etwas jüngere, höher gelegene Burg entstand, hatten die Herren von Hornberg bereits im 13. Jahrhundert eine kleine Stadt angelegt, die bis ins 19. Jahrhundert ummauert war. Schon im 14. Jahrhundert hatten sich Vorstädte gebildet; auch das Gewerbegebiet bestand schon früh. Die Kirche in Hornberg wird urkundlich erstmals 1266 erwähnt. Sie befand sich innerhalb der Stadtmauern. Die spätgotische Kirche von 1451, von der noch der Turm stammt, wurde 1602 durch Heinrich Schickhardt verbreitert. Eine weitere Erinnerung an die Zeit unter württembergischer Herrschaft lebt fort in dem jährlich stattfindenden Festspiel des „Hornberger Schießens“, welches auf das Jahr 1564 zurückgeht. Damals erwarteten die Hornberger ihren Landesherrn, den sie gebührend mit Salutschüssen empfangen wollten. Bis er jedoch eintraf, hatten die Hornberger ihr ganzes Pulver bereits verschossen; einmal war eine Viehherde die Ursache für den falschen Alarm, das zweite Mal eine Postkutsche. Hier liegt die Redensart begründet: „Es geht aus wie das Hornberger Schießen.“
An historischen Bauten ist in Hornberg wenig verschont geblieben. Die Burgen wurden im 17. Jahrhundert von den Franzosen zerstört, von ihnen ist nur ein Bergfried, ein Pulverhaus und Gemäuerreste übriggeblieben. Während des Zweiten Weltkrieges fielen etwa 80 % der Stadt Luftangriffen zum Opfer.

Angaben zur Krippe

Ort:	Katholisches Pfarrhaus Hornberg
Künstler:	unbekannt
Entstehungsjahr:	Figuren von ca. 1750 Architektur modern von 1980
Material:	Ton, bekleidet
Größe der stehenden Figuren:	24–33 cm

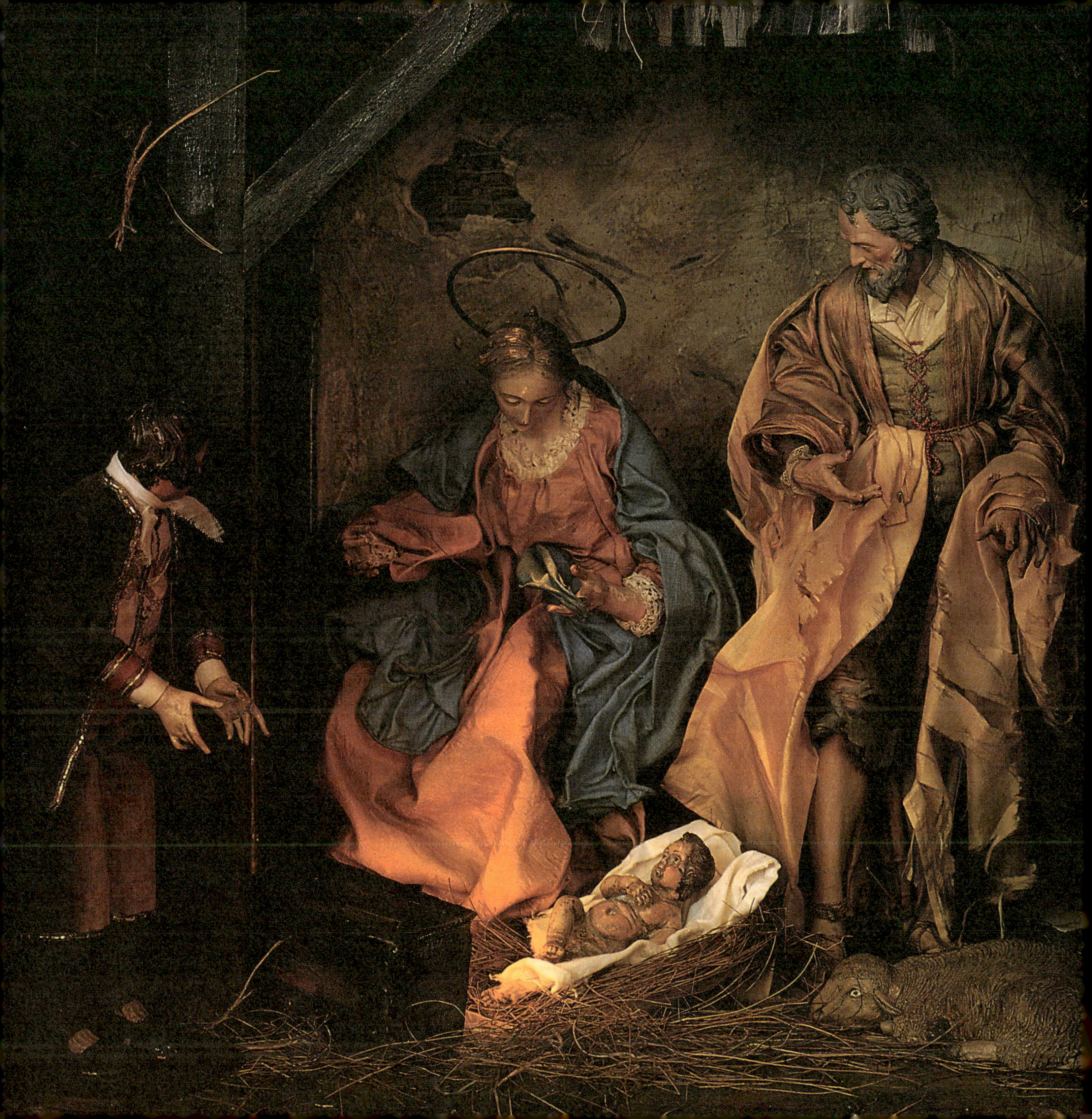

Kenzingen

Kreis Emmendingen

Erste Siedlungsfunde gehen zurück bis in die Jungsteinzeit. Aus dem 3. Jahrhundert v. Chr. wurde in Kenzingen eine Höhlensiedlung mit Feuerstellen gefunden. Aus der Römerzeit stammen die Steinbeile, die an der Straße von Kenzingen nach Forchheim ausgegraben wurden.
Das Dorf Kenzingen, seit 773 urkundlich belegt, lag östlich der heutigen Stadt. Die Stadt Kenzingen wurde 1249 nach zähringischem Vorbild mit ovalem Stadtkern und regelhaftem Straßenkreuz, umflossen von Elz und kleiner Elz, am trichterförmigen Ausgang des Dorfbächle von den Üsenbergern gegründet. 953 kam Kenzingen vom Grafen Guntram an das Kloster Einsiedeln, später an das Kloster Andlau. Ab 1564 gehört Kenzingen, das erstmals 1253 civitas bezeichnet wird, zu Österreich, seit 1805 zu Baden.
1242 ist in Kenzingen ein Geistlicher erwähnt. 1275 wird die Georgskirche noch vor der Stadt genannt. Das Patronatsrecht stand dem Kloster Einsiedeln zu (1467), dann dem Kloster Ettenheimmünster (1493). 1503 wurde St. Georg diesem inkorporiert. Ebenfalls vor der Stadt stand die St. Peterskirche, 1275 erstmals erwähnt. Das Patronatsrecht zu dieser Kirche stand dem Kloster Andlau zu (1344). Mit dem Dinghof kam es wahrscheinlich später an die Johanniter zu Freiburg.
1275 wird auch erstmals die Kirche in der Stadt genannt, deren Marienpatrozinium 1507. Die Kollatur hatte 1581 das Haus Österreich.
Reformation, Bauernkrieg und die kriegerischen Auseinandersetzungen des 17. und 18. Jahrhunderts hinterließen in Kenzingen tiefe Spuren. Viele mittelalterliche Bauten wurden zerstört. Dennoch finden wir hier eines der am besten erhaltenen mittelaterlichen Stadtbilder des Breisgaues.
Die katholische Pfarrkirche St. Laurentius, die ursprünglich Unserer Lieben Frau geweiht war, geht in ihren ältesten Teilen zurück in das 13. Jahrhundert. Aus dieser Zeit stammen auch die östlichen Teile der Kirche und die Turmanlage; die Westfassade entstand um 1300.
Das Langhaus, ursprünglich eine dreischiffige, gewölbte Basilika, wurde im 15. Jahrhundert in eine einschiffige Halle umgebaut. Aus dieser Zeit ist uns eine Statue von Johannes dem Evangelisten erhalten geblieben. Anfang des 16. Jahrhunderts wurden die Seitenkapellen angefügt. Im 18. Jahrhundert wurde die Kirche barockisiert, wobei der Hochaltar verlorenging. Vom Franziskanerkloster 1649–1806 sind noch Kirche und Reste des Klosters erhalten. Im ehemaligen Johanniterhaus, 1416 urkundlich belegt, ist heute das Jugendgefängnis untergebracht.
Außerdem befinden sich in Kenzingen noch eine Reihe schöner Bürgerhäuser: das Gasthaus Krone im spätgotischen Stil, das Gasthaus Salmen aus dem Barock und das ehemalige Bezirkshaus mit Renaissance-Portal. Aus der Mitte des 16. Jahrhunderts stammt das Rathaus. Die Stadtmühle aus dem Jahre 1515 zeigt einen schönen Wappenstein.

Angaben zur Krippe

Ort:	Katholische Pfarrkirche St. Laurentius, seit 1920 in dortigem Besitz
Künstler:	Peter Valentin, Offenburg
Entstehungsjahr:	1920
Material:	Holz, farbig gefaßt
Größe der stehenden Figuren:	ca. 40 cm

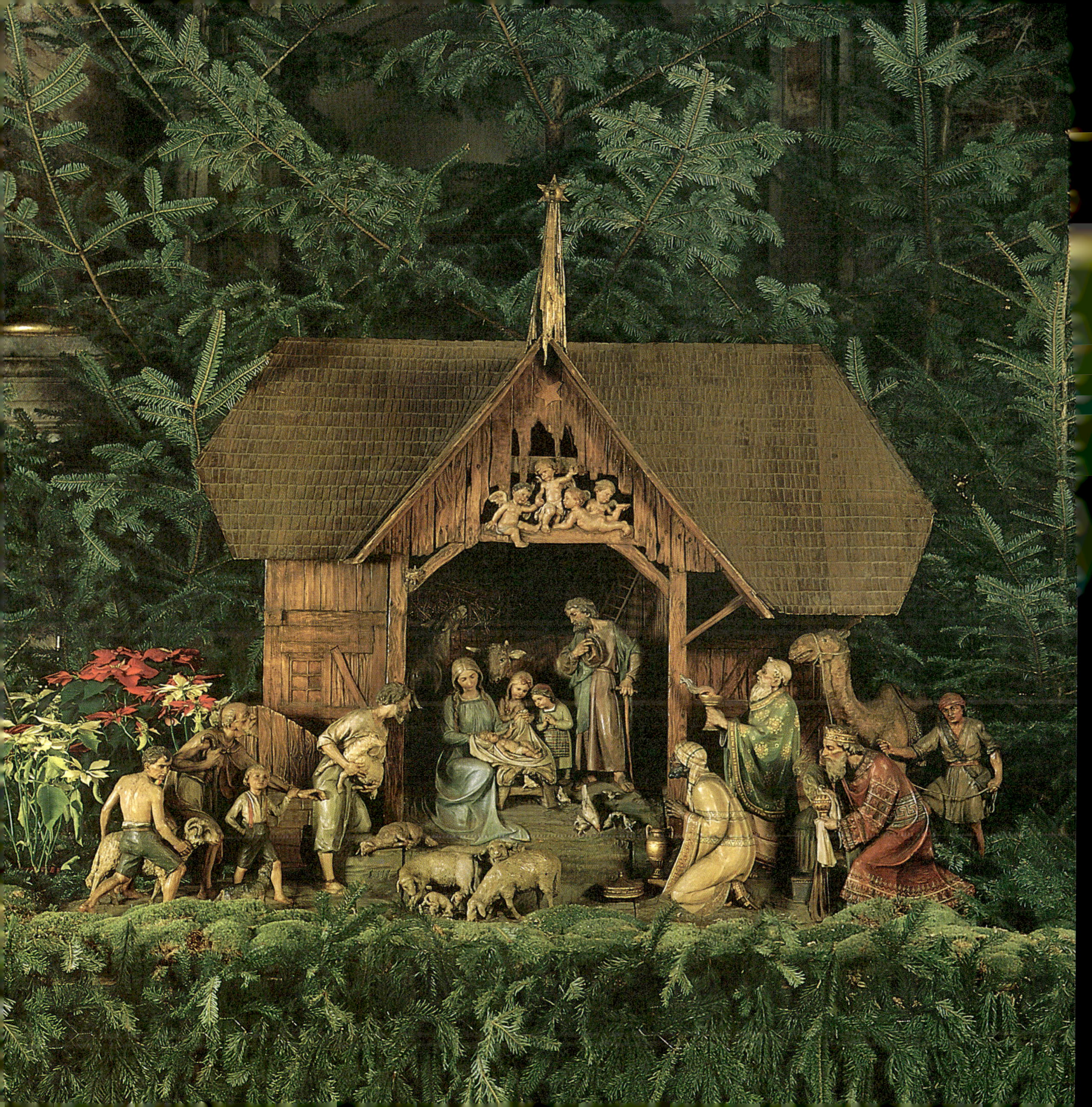

Meersburg

Bodenseekreis

Meersburg, lange Jahre Residenz der Fürstbischöfe von Konstanz, liegt am steil abfallenden Südhang des nördlichen Bodenseeufers. Der Name Meersburg taucht in einer Urkunde vom Jahre 988 von Kaiser Otto III. auf. In einer weiteren Urkunde aus dem Jahre 1113 ist es Merdespurch genannt. Darüber hinaus ist über die Entstehungszeit der Stadt wenig bekannt.

Bedingt durch seine geographische Lage, ist Meersburg deutlich in eine Ober- und eine Unterstadt geteilt. Viele alte Gebäude, auch z. T. Fachwerkhäuser des 16. und 17. Jahrhunderts, sind bis heute erhalten geblieben. Das ganze Stadtbild wird beherrscht durch die drei Hauptbauten der Oberstadt: Altes und Neues Schloß und Priesterseminar.

Der älteste Teil des Alten Schlosses, der sogenannte Dagobertsturm, der als massiver, viereckiger Turm die Burganlage überragt, dürfte frühestens bis ins 11. Jahrhundert zurückreichen. Die übrige Burganlage ist um 1500 entstanden. Dieses Alte Schloß war lange Zeit die Residenz der Fürstbischöfe von Konstanz, die vor den Reformatoren hier Zuflucht suchten. Zuletzt wurde es von Freiherr Joseph von Laßberg bewohnt, bei dem auch einige Jahre seine Schwägerin, die Dichterin Annette von Droste-Hülshoff, lebte, die im Alten Schloß starb. Krönung und Abschluß der bischöflichen Bautätigkeit in Meersburg – unter dem Koadjutor und 1740–1743 Fürstbischof Kardinal Damian Hugo von Schönborn, auch Bauherr des Bruchsaler Schlosses – war die Errichtung zahlreicher Barockbauten nach Plänen von Christoph Gessinger und Balthasar Neumann: Neues Schloß, Priesterseminar und Reit- oder Stallhof.

Der neuen bischöflichen Residenz widerfuhr nach Aufhebung des Hochstiftes Konstanz 1802 ein wechselhaftes Schicksal. Sie diente als Schule und Kaserne. Heute ist sie der Öffentlichkeit zugänglich.

Sehenswert sind ferner das große, spätgotische Kornhaus, „Greth" genannt, das Schulhaus, das ehemalige Dominikanerinnenkloster sowie das Rathaus oberhalb des Falbentors. Die Stadtkirche in der nordwestlichen Ecke der Stadt wurde 1824 auf dem Platz der alten Kirche gebaut. Lediglich ihr Turm, ein ehemaliger Fortifikationsturm, ist älter. Die Kirche bewahrt eine Armreliquie des heiligen Bischofs Konrad von Konstanz. Die ehemalige Nikolauskapelle aus dem 14. Jahrhundert, heute dem hl. Johannes dem Täufer geweiht, birgt einen wertvollen Schnitzaltar. Am Kirchhof oberhalb der Stadt liegt die 1450 erbaute Friedhofskapelle zu Unserer Lieben Frau. Sie besitzt einen Hochaltar, der um 1670 entstanden ist sowie einen Seitenaltar aus dem Jahre 1562 mit einem Vesperbild des 15. Jahrhunderts.

Angaben zur Krippe

Ort:	Katholische Pfarrkirche Mariä Heimsuchung
Künstler:	Bildschnitzer Ehinger und Brandes
Entstehungsjahr:	von 1960–1970, seit 1960 im Besitz der Pfarrei
Material:	Holz, farbig gefaßt
Größe der stehenden Figuren:	ca. 25 cm
Besondere Merkmale:	Zahlreiche Krippenfiguren sind bekannten Meersburger Bürgern nachgebildet.

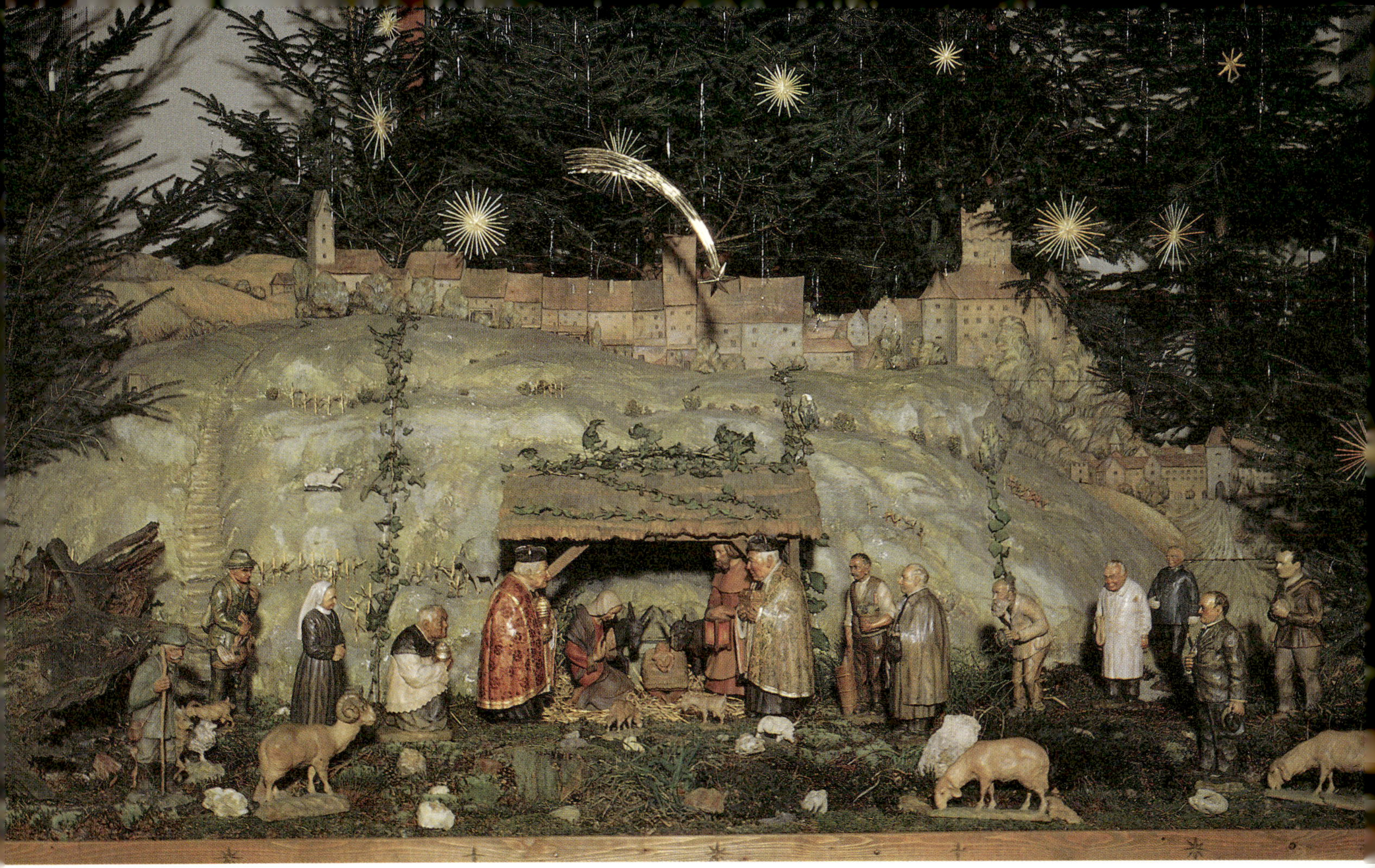

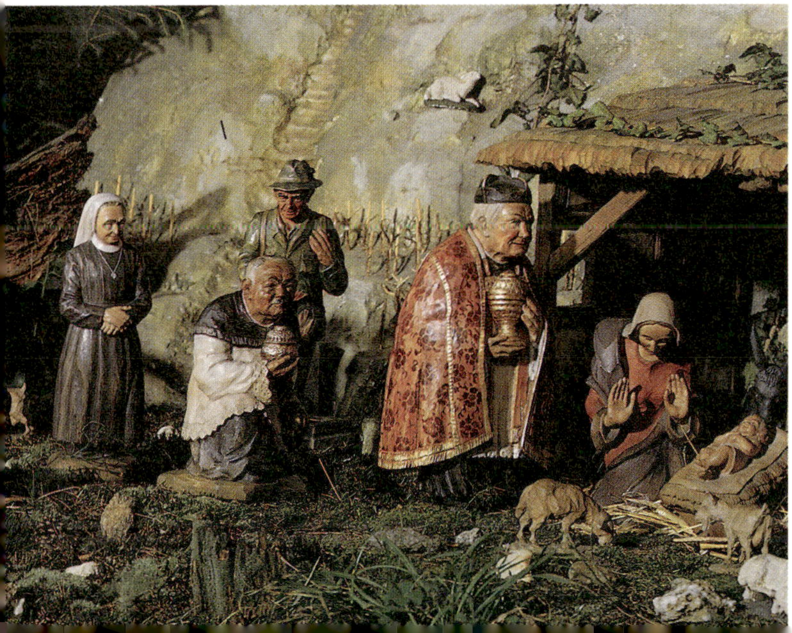

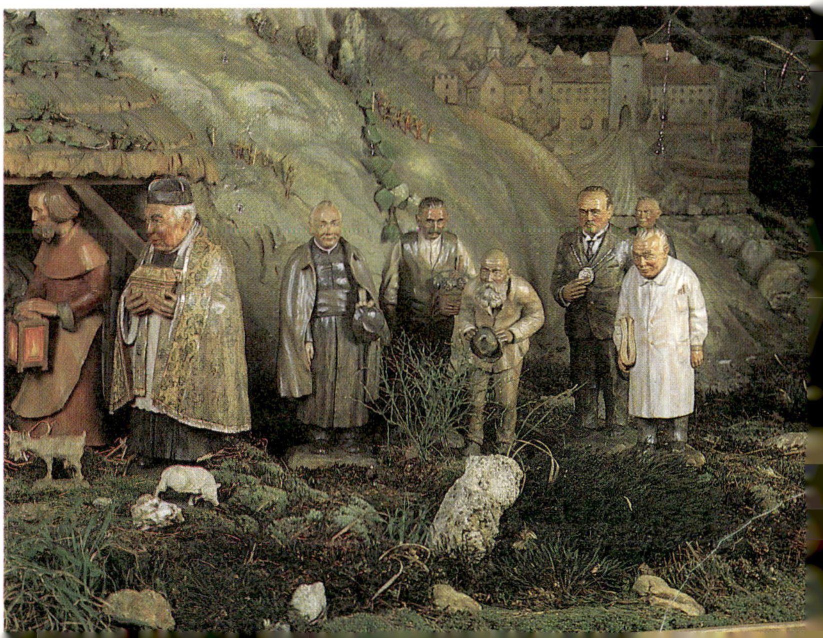

Merdingen

Kreis Breisgau-Hochschwarzwald

Merdingen ist ein ausgedehntes, dichtbebautes Haufendorf am Westrand des Tuniberges. Der Name geht auf einen Personennamen zurück und ist erstmals 1139 als Merdinchen erwähnt. Die Ortsherrschaft wechselte mehrmals und war u. a. in den Händen der Vögte von Altensummerau und Praßberg sowie der Freiherrn von Wessenberg und Kageneck. 1716 verkauften die Freiherren von Wessenberg Merdingen an das Deutschordenshaus Freiburg, das schon seit 1346 im Besitz der Remigiuskirche war. 1806 kam der Ort an Baden.
Die Remigiuskirche ist 1139 erstmals genannt im Besitze des Hochstifts Basel. Von 1346 bis 1805 war sie im Besitz des Deutschen Ordens. 1738/41 wurde sie von Johann Caspar Bagnato neu gebaut. Sie besitzt einen prachtvollen Hochaltar von Joseph Anton Feuchtmayer mit einem Altarblatt von Franz Joseph Spiegler. Außen thront über dem Hauptportal eine Immakulata von Johann Christian Wenzinger.

Angaben zur Krippe

Ort:	Hauskrippe in Privatbesitz der Familie Franz Ehret, Merdingen, Vorbesitzer: Joseph Alois Brugger, Pfarrer in Merdingen von 1813–1828
Künstler:	unbekannt
Entstehungsjahr:	18. Jahrhundert
Material:	Holzfiguren
Größe der stehenden Figuren:	ca. 10 cm
Besondere Merkmale:	Ungewöhnlicher Szenenreichtum mit Darstellungen des 12jährigen Jesus im Tempel, Judenschulen, Bethlehemitischer Kindermord, türkisches Orchester u. a. m.

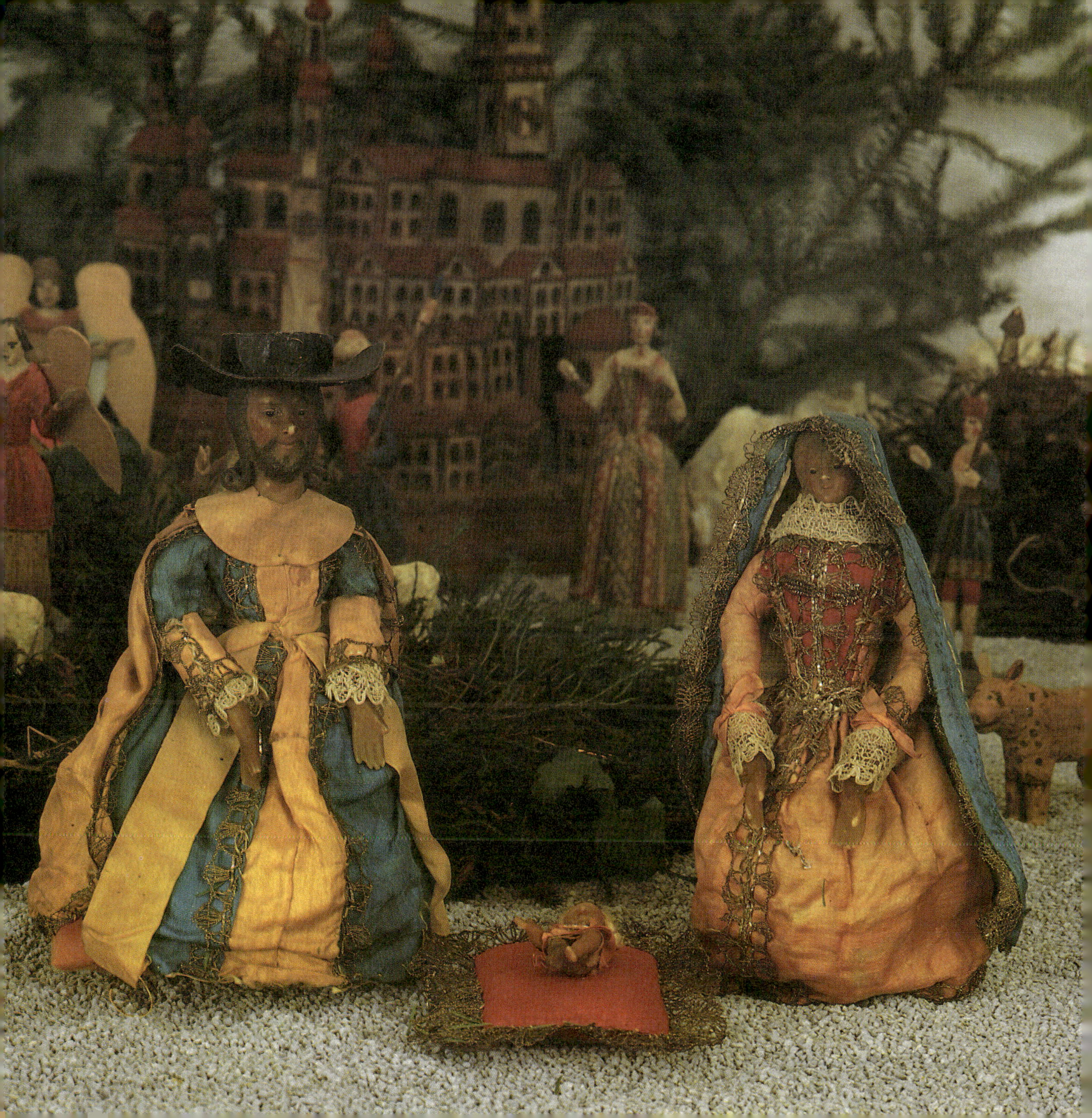

Rastatt

Das Dorf Rastatt an der Murg ist um 1100 erstmals erwähnt. 1404 erhielt es das Marktrecht. 1700 wurde Rastatt zur Stadt erhoben.
Das Dorf gehörte den Grafen von Calw und fiel im 13. Jahrhundert an die Markgrafschaft Baden. Die Klöster Herrenalb, Hirsau und Selz waren hier begütert. Markgraf Ludwig Wilhelm von Baden (1655–1701), der „Türkenlouis", begann 1697 mit dem Bau der Festung, einer gitterförmigen Stadt und des ersten deutschen Schlosses nach Versailler Vorbild. Schloßbaumeister war der Italiener Domenico Rossi.
1705 verlegte Ludwig Wilhelm seine Residenz von Baden-Baden in die Festung. Kurz nach seinem Tode wurde sie 1707 von den Franzosen gestürmt und geschleift.
Seine Witwe, Markgräfin Augusta Sibylla (1665–1733), vollendete den Schloßbau. Bis zum Aussterben der Baden-Badener Linie 1771 blieb Rastatt Residenz. Die Hauptstadt der unter Karl Friedrich vereinigten Lande wurde dann Karlsruhe.
1841 begann man Rastatt als Bundesfestung auszubauen als Sicherung der Grenze gegen Frankreich. 1849 meuterten in der Festung die badischen Bundestruppen, die sich nach harter Belagerung durch preußische Interventionstruppen ergeben mußten. 20 Anführer wurden standrechtlich zum Tode verurteilt. Nur einer konnte fliehen, der spätere amerikanische Minister des Innern (1877–1881), der Rheinländer Carl Schurz. 1888 wurde die Festung aufgegeben und größtenteils geschleift. Es begann die industrielle Entwicklung der Stadt.
Die älteste Kirche Rastatts ist die Bernharduskirche, bis 1764 Pfarrkirche. Sie muß schon um das Jahr 1000 bestanden haben. 1207 wurde die Gemeindeweide von Rastatt an das Kloster Herrenalb vergabt gegen die Verpflichtung, die „durch allzu hohes Alter baufällige Pfarrkirche" wieder herzustellen. 1689 wurde sie stark beschädigt. Nach dem Bau der Alexanderkirche als neue Pfarrkirche wurde die alte Pfarrkirche restauriert und als „Totenkirche" zu Ehren der Jungfrau Maria von Loreto geweiht.
1756–64 wurde die Alexanderkirche von Johann Peter Ernst Rohrer erbaut, in der sich der Klassizismus vorbereitet. Beeindruckend ist die prächtige Fassade.
Dagegen vermutet man hinter der Fassade der Schloßkirche, 1723–1771 Hofpfarrkirche, keinen Sakralraum. Um so stärker beeindruckt im Innern der Hochaltar und das Deckenfresko mit der Darstellung der Kreuzauffindung durch die Kaiserin Helena, in der das beste Portrait der Markgräfin Augusta Sibylla im Alter von 48 Jahren zu sehen ist. Sehenswert in der Schloßkirche sind die Heilige Stiege sowie drei Kanontafeln, die der älteste Sohn der Markgräfin, Ludwig Georg, eigenhändig mit Tinte geschrieben hat.
Einen Besuch lohnt auch die Einsiedlerkapelle. Sibylla Augusta wallfahrte mit ihren mannigfaltigen Sorgen sehr gern und oft nach Maria Einsiedeln in der Schweiz. Als sie schwere Krankheit daran hinderte, ließ sie sich in Rastatt eine getreue Nachbildung der Gnadenkapelle in Einsiedeln bauen mit einer schwarzen Madonna.
Begraben ist die leidgeprüfte Markgräfin in der Schloßkirche. Auf ihrer Grabplatte stehen die Worte, die man im barocken Verständnis lesen muß: „Betet für die große Sünderin Augusta (1733)."

Angaben zur Krippe

Ort:	Katholische Pfarrkirche St. Alexander
Künstler:	Rudolf Preißler, Gaggenau-Michelbach, Pfarrer Helmut Spangenberg
Entstehungsjahr:	1966–1972, seit 1966 im Besitz der Pfarrei
Material:	Holz
Größe der stehenden Figuren:	ca. 45 cm

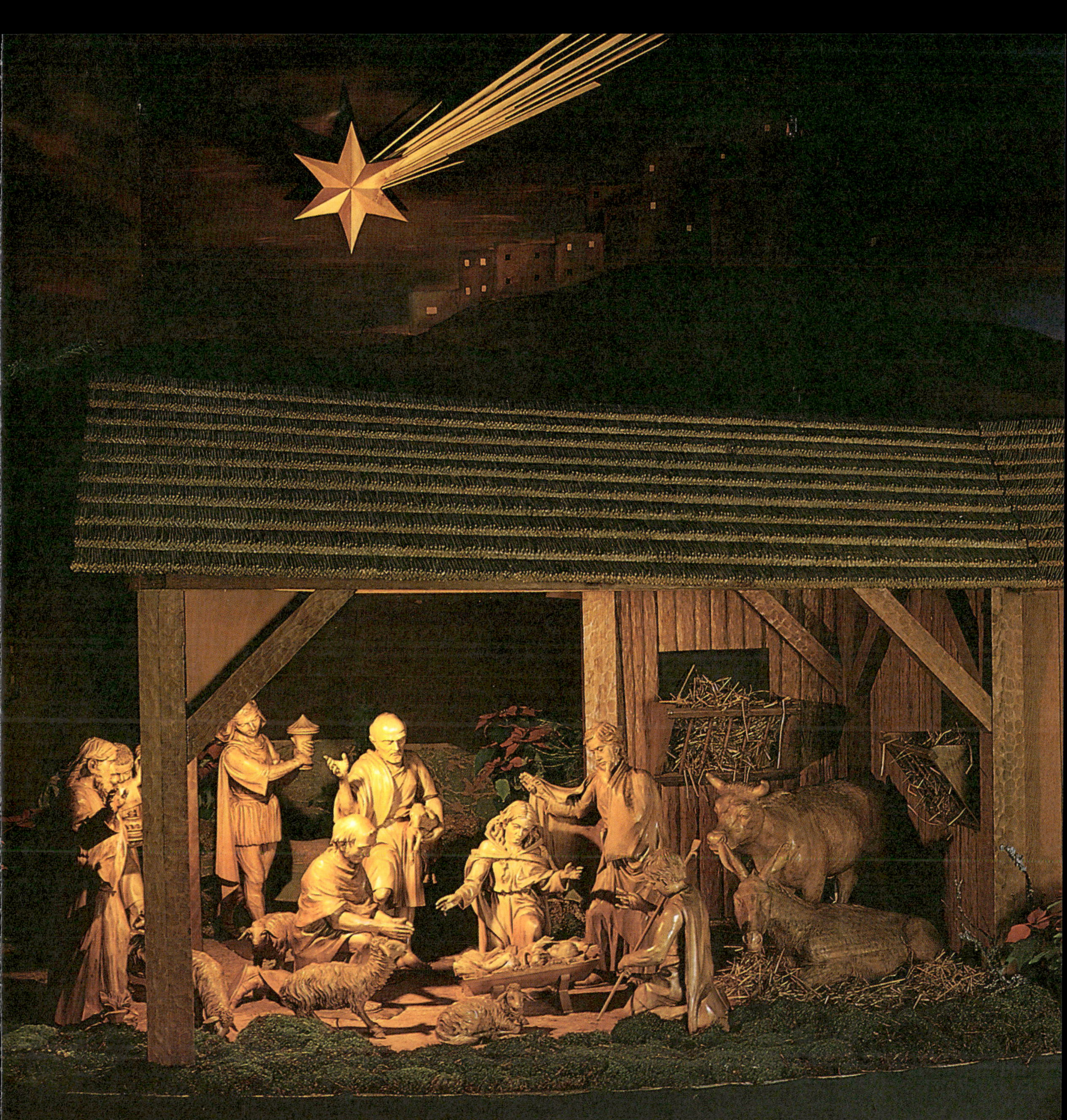

Ringsheim
Ortenaukreis

Ringsheim liegt am Übergang der südlichen Lahrer Vorberge in der Ebene, nördlich von Herbolzheim. Die geographische Lage, der Fund von Alemannengräbern am Kahlenberg sowie der Ortsname sprechen für eine frühe Besiedlung. Im Jahre 1225 wird Ringsheim erstmals in einer Urkunde genannt. In diesem Jahr wird erstmals auch eine von Ettenheim abhängige Kapelle erwähnt. 1363 war sie Pfarrkirche und wurde 1435 dem Kloster Ettenheimmünster inkorporiert. Diese Kirche war 1666 Johannes dem Täufer und dem heiligen Sebastian geweiht.
Die Pfarrkirche ist ein Bau von 1789. Die ebenfalls Johannes dem Täufer geweihte Wallfahrtskapelle wurde nach 1670 errichtet.

Angaben zur Krippe

Ort:	Katholische Pfarrkirche St. Johann Baptist
Künstler:	unbekannt (Provenienz: Westfalen)
Entstehungsjahr:	1970, seitdem im Besitz der Pfarrei
Material:	Holz, bekleidet
Größe der stehenden Figuren:	bis zu 80 cm
Besondere Merkmale:	1970 arbeitete Angelo Valentin, Bildschnitzer aus Offenburg, verschiedene Köpfe neu. 1981 und 1983 kamen zwei weitere Köpfe hinzu, die die Porträts eines mit dem Motorrad verunglückten Soldaten aus der Gemeinde und des jetzigen Papstes Johannes Paul II. tragen. 1984 wurde die Krippe um die Figur eines 4. Königs erweitert, die in Taiwan geschnitzt wurde und asiatische Gesichtszüge besitzt. Die Kleidung von Maria und Josef wurde in der Benediktinerinnen-Abtei Ostrach-Habsthal bei Sigmaringen nach Vorlage und aus Material einer Original Schwarzwälder-Tracht gearbeitet.

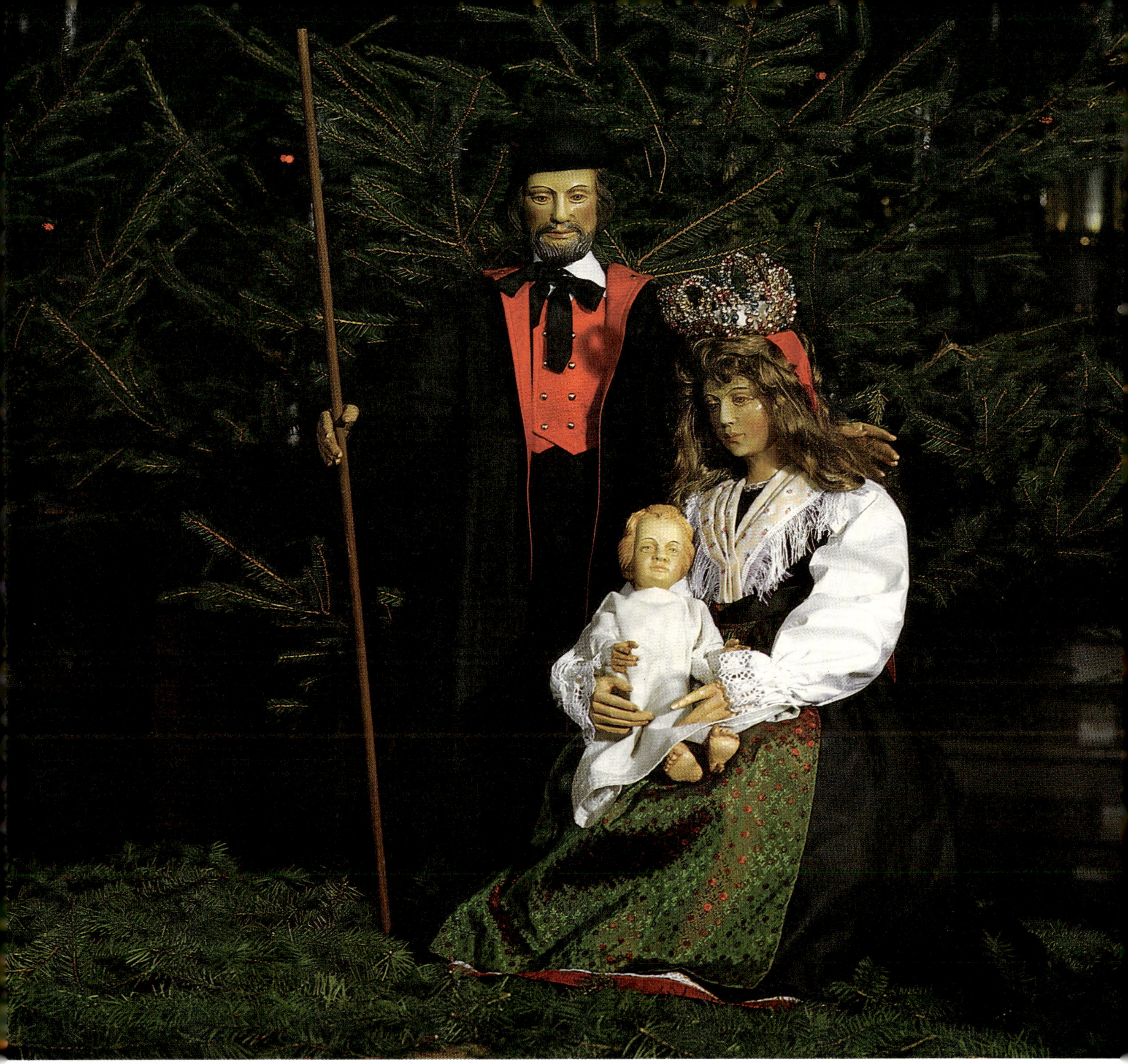

Sasbach am Kaiserstuhl

Kreis Emmendingen

Das große Haufendorf zwischen Kaiserstuhl und Limberg an der Rheinaue wurde in keltisch-alemannischer Zeit besiedelt. Aus der Merowingerzeit ist ein großes Gräberfeld vorhanden. Den Namen Sasbach leiten die einen vom Personennamen Sahso ab, nach der anderen Auslegung heißt es Sachsenort am Bach, nach der von Karl dem Großen um 800 angeordneten Sachsenumsiedlung.
Sasbach lag am Königsweg, einer Verbindung von der am Schwarzwaldrand entlangführenden Nord-Südstraße von Wagenstadt über Königschaffhausen zum Gestühl = Gerichtstätte zwischen Sasbach und Leiselsheim, die vom anreisenden König zur Rechtsprechung auf offenem Felde benutzt wurde. Am 22. Dezember 994 hielt König Otto III. in Sasbach Gericht. Nach diesen Gerichtssitzungen deutscher Kaiser und Könige erhielt das geologisch interessante und früh besiedelte Gebirge seinen Namen „Kaiserstuhl".
Nach der Überlieferung soll Rudolf von Habsburg auf dem Limberg bei Sasbach geboren sein. Die Limburg erscheint erstmals 1215 im Besitz des Grafen Albrecht von Habsburg in der Schweiz. Rudolf von Habsburg verkaufte sie an die Ritter von Bergheim im Elsaß. Ab 1498 besaßen die Grafen von Tübingen und Herren zu Lichteneck Sasbach als Lehen. 1645 gab Erzherzog Ferdinand Karl die Limburg und Sasbach dem österreichischen Oberstleutnant und Kriegsrat Johann Franz Girardi von Castell für treue Dienste zu Erblehen. Die Familie Girardi stammte aus Mori bei Roveredo in Südtirol. 1805 kam Sasbach von der Landgrafschaft Breisgau an Baden.
Das Martinspatrozinium der Kirche läßt auf eine frühe Eigenkirche eines fränkischen Verwalters schließen. Die Kirche dürfte erstmals in der ersten Hälfte des 9. Jahrhunderts erbaut und die Pfarrei errichtet worden sein. Sie gehörte zum Bistum Konstanz. Das Konstanzer Domkapitel besaß 1155 den Pfarrsatz. Um 1500 wurde die Pfarrei der Dompropstei Konstanz inkorporiert.
1740 wurde die Kirche im barocken Stil neu gebaut. Der romanische Turm ist der älteste Bauteil der Kirche. Er war in der Frühzeit Wehrturm.

Angaben zur Krippe

Ort:	Katholische Pfarrkirche St. Martin
Künstler:	Peter Valentin, Offenburg
Entstehungsjahr:	1935, seitdem im Besitz der Pfarrei
Material:	Holz, farbig gefaßt
Größe der stehenden Figuren:	25 cm

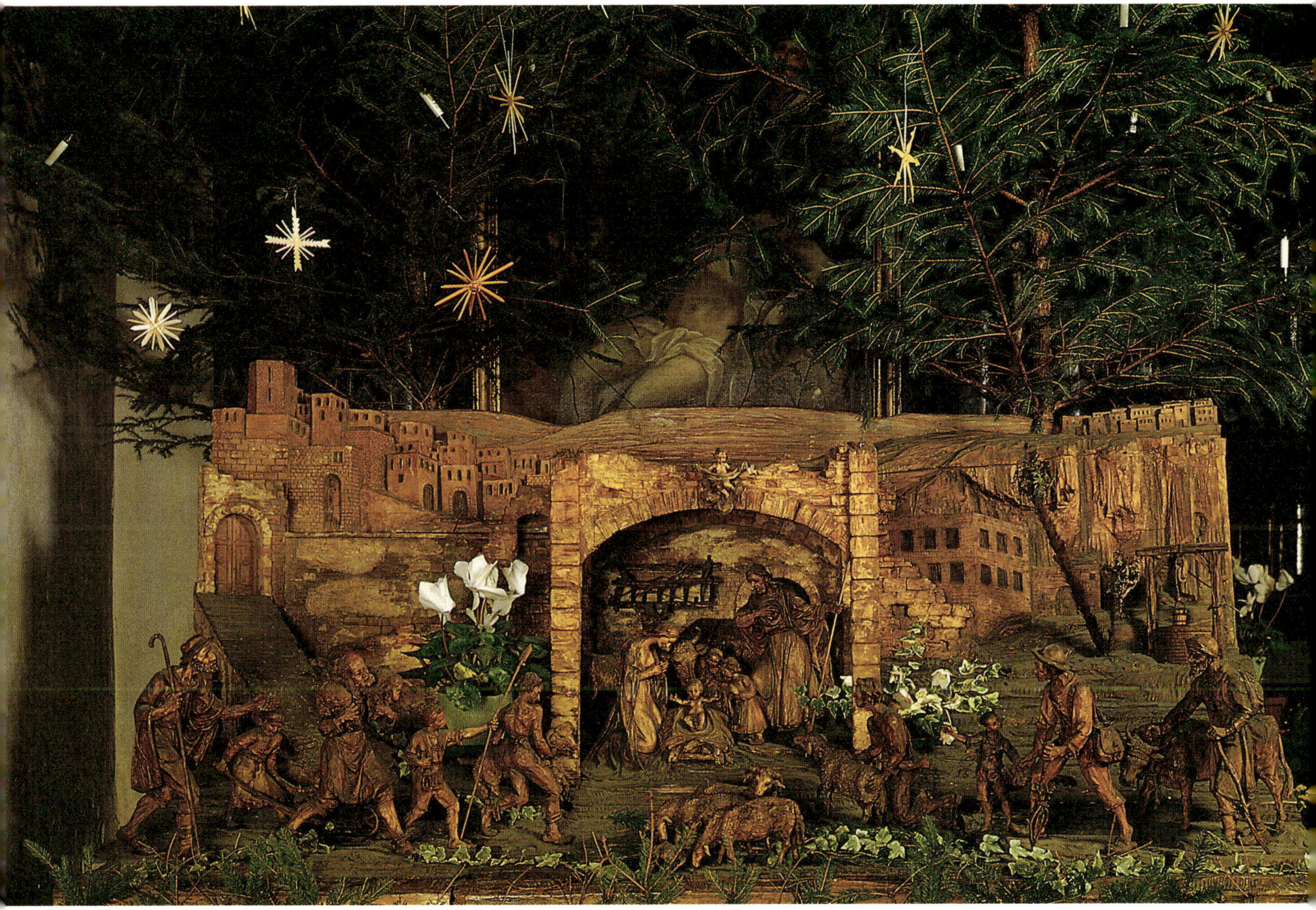

Sinzheim
Kreis Rastatt

Sinzheim liegt am Übergang von den südlichen Baden-Badener Vorbergen in die Ebene von Baden-Oos. Steinzeitliche Funde deuten auf eine frühe Besiedlung des Gebiets. Dies wird bestätigt durch weitere Funde aus der La-Tène-Zeit, aus der Römerzeit sowie der Siedlungszeit der Alemannen.
In dem 884 erwähnten Sinzheim waren die Klöster Honau und Schwarzach begütert. Die Herren von Sinzheim waren zunächst die Herren von Eberstein, später die Markgrafen von Baden. Es ist sicher, daß in Sinzheim 1154 eine Kirche unter dem Patronat von St. Martin stand. Zu diesem Zeitpunkt hatte Sinzheim auch einen eigenen Pfarrer. Das Patronatsrecht der St. Martinskirche ging vom Kloster Schwarzach an die Markgrafen über, die es dem Stift Baden überließen.
Aus dem 15. Jahrhundert stammt die Antoniuskapelle. Wegen der an der Kapelle entstandenen Wallfahrt zu den Vierzehn Nothelfern wurde ihr 1778 dieser Titel zugeeignet.

Angaben zur Krippe

Ort:	Katholisches Kinderheim St. Vinzenz
Künstler:	Eigenbau des Kinderheimes (Sr. Maria Alberta Felz zusammen mit Heimkindern)
Entstehungsjahr:	1975
Material:	Wachs, bekleidet
Größe der stehenden Figuren:	30 cm
Besondere Merkmale:	Zahlreiche Krippenfiguren tragen echtes Haar, das die Heimkinder gestiftet haben.

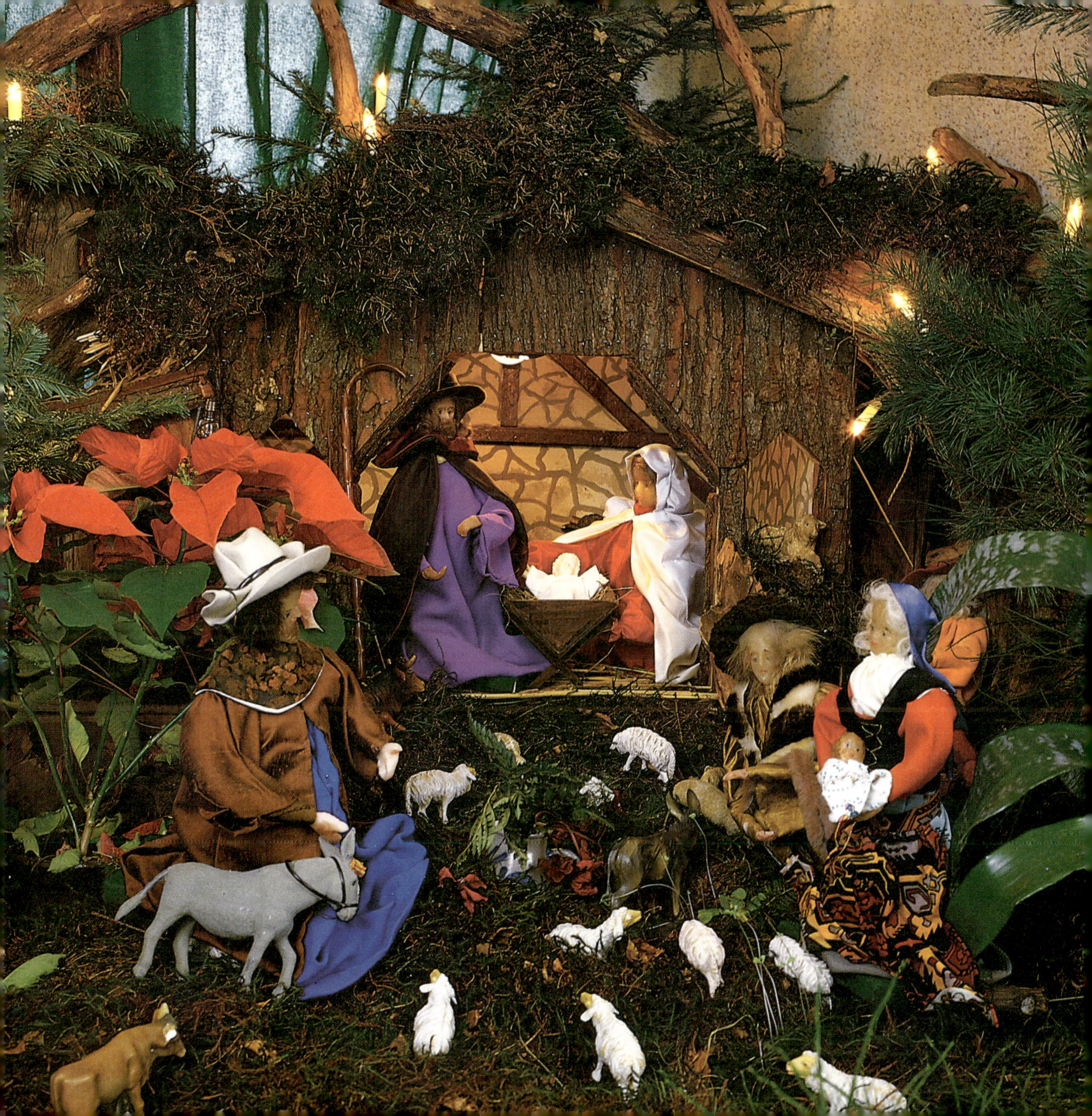

Überlingen am Bodensee

Bodenseekreis

Die Stadt Überlingen geht auf eine frühalemannische Siedlung zurück. Im Jahre 770 wird die Siedlung Iburgina in einer Urkunde des Klosters St. Gallen erstmals erwähnt. Darin wird Überlingen als „villa publica", also als königlicher Fronhof bezeichnet. Erst etwa 400 Jahre später wird Überlingen wieder genannt als Sitz eines staufischen Amanns.
Dank seines Weinbaus und Getreidehandels gehörte Überlingen schon im 13. Jahrhundert zu den reichsten Städten Oberschwabens. Nach dem Untergang der Staufer fiel die Stadt an das Reich, erwarb sich aber bald immer mehr Rechte und Freiheiten, bis sie im 14. Jahrhundert freie Reichsstadt wurde.
Überlingen war von zwei Befestigungsgürteln umgeben, da um 1400 auch die Vorstädte in die Stadtbefestigung einbezogen wurden. Von dieser sind heute noch Reste der hohen Ringmauer und einige Rundtürme erhalten, die das schöne mittelalterliche Stadtbild vervollständigen.
An sehenswerten Bauten ist an erster Stelle das spätgotische Nikolausmünster zu nennen, das 1408 vollendet wurde. Darin befinden sich noch Reste der mittelalterlichen Ausstattung; auch der Kirchenschatz weist einige schöne Stücke auf. Die Ölbergkapelle vor der Kirche wurde 1493 von Lorenz Reder geschaffen. Von der plastischen Ausstattung ist noch eine überlebensgroße Christusfigur von 1470 erhalten. Bemerkenswert ist auch das Rathaus von 1794 mit dem Ratssaal, dessen prächtige Holzschnitzereien von Jakob Ruess geschaffen wurden. Gleich neben dem Rathaus befindet sich die alte Stadtkanzlei mit einem schönen Renaissanceportal und dem in Stein gehauenen Wappen. Dem See zu liegt das ehemalige Lagerhaus, die „Greth", die 1788 erbaut wurde. Heute beherbergt sie die Leopold-Sophien-Bibliothek.
Besonders schön ist das Patrizierhaus, welches der Arzt Dr. Andreas Reichlin von Meldegg 1462 errichten ließ. Baulich eines der frühesten Beispiele für das Eindringen der italienischen Renaissance nördlich der Alpen, nimmt es auch durch seine Lage auf dem Bergrücken über der Stadt eine hervorragende Stellung ein. Seit 1913 ist hier ein Heimatmuseum untergebracht, das ein Bild der Kultur und Geschichte der Bodenseelandschaft und des Linzgaues, vor allem aber der ehemaligen freien Reichsstadt Überlingen von den frühesten Anfängen bis hinein ins 19. Jahrhundert bietet. Neben kunsthistorischen Stücken enthält das Museum interessante Krippen, Trachten, stadtgeschichtliche Sammlungen, eine Münzsammlung sowie frühe geschichtliche Funde aus den Pfahlbaudörfern der Umgebung.

Angaben zur Krippe

Zizenhauser Krippe

Ort:	Münster St. Nikolaus
Künstler:	Handwerkerfamilie Sohn, Zizenhausen bei Stockach
Entstehungsjahr:	Ende 18. Jahrhundert/ Anfang 19. Jahrhundert
Material:	Terrakotta, farbig gefaßt
Größe der stehenden Figuren:	ca. 10 cm
Besondere Merkmale:	Von den mehreren hundert halbplastischen Krippenfiguren sind im Verlauf der letzten Jahre rund 50 Figuren durch Diebstahl abhanden gekommen.

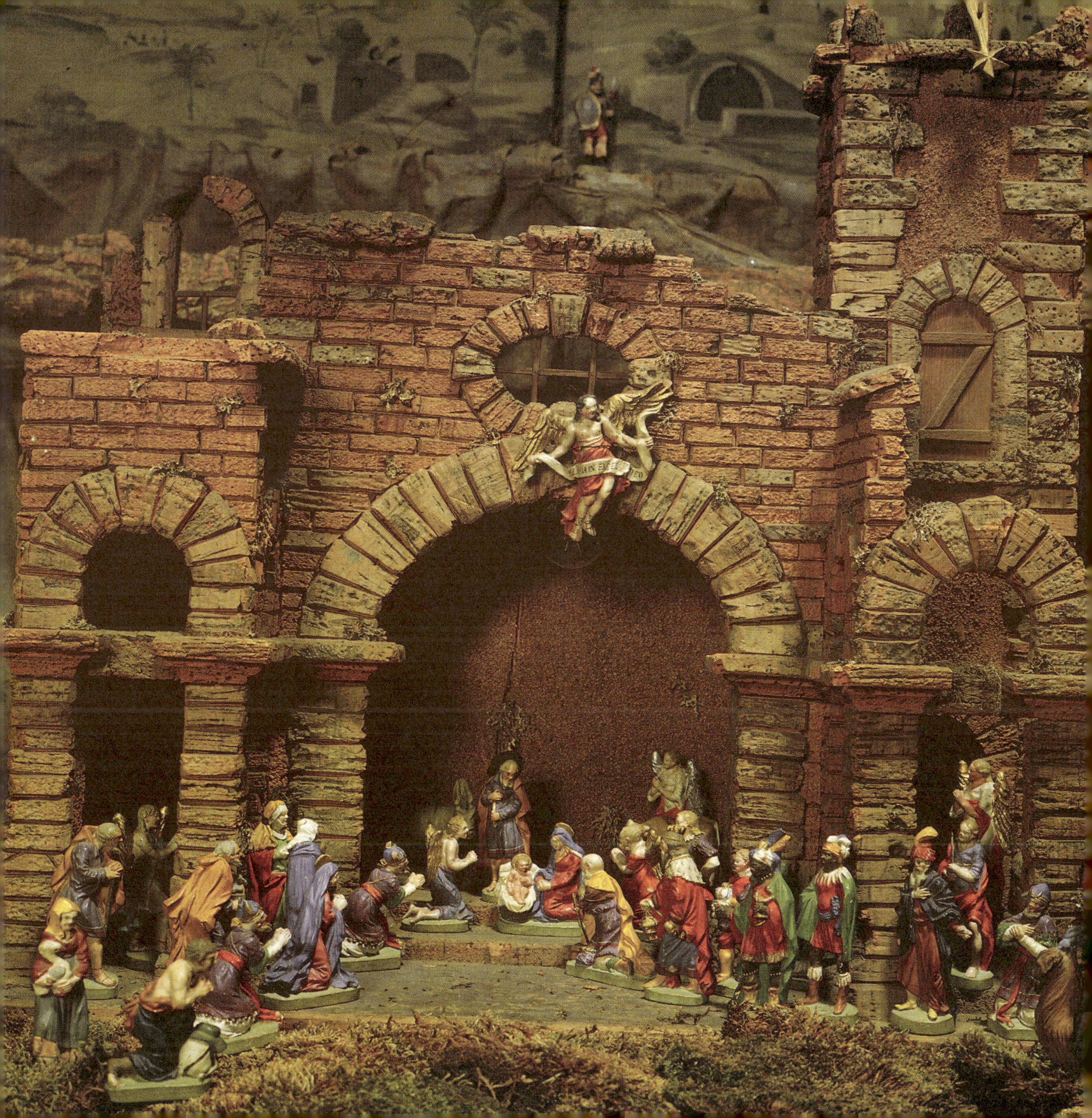

Angaben zur Krippe

Barock-Krippe mit Szenen vom Leben und Treiben in der Stadt

Ort:	Städtisches Museum, Krippenraum, ohne Inventar-Nummer
Künstler:	unbekannt; die Krippe soll der Überlieferung nach im Franziskaner-Kloster, Überlingen, gearbeitet sein.
Entstehungsjahr:	ca. 1760
Material:	Holz, Draht; bekleidet
Größe der stehenden Figuren:	ca. 15 cm
Besondere Merkmale:	Die Krippe ist in einer Glasvitrine ausgestellt, die dem Betrachter von zwei gegenüberliegenden Seiten den Blick auf die Figuren freigibt. Die Abbildung zeigt auf der einen Seite die Szene mit der Anbetung der Heiligen Drei Könige, auf der anderen Seite das Leben und Treiben in der Stadt. Nach Aufhebung des Franziskaner-Klosters zu Beginn des 19. Jahrhunderts kam die Krippe in den Besitz von zwei Überlinger Familien, die kurz nach Gründung des Städtischen Museums im Jahre 1913 die Figuren in städtische Obhut gaben.

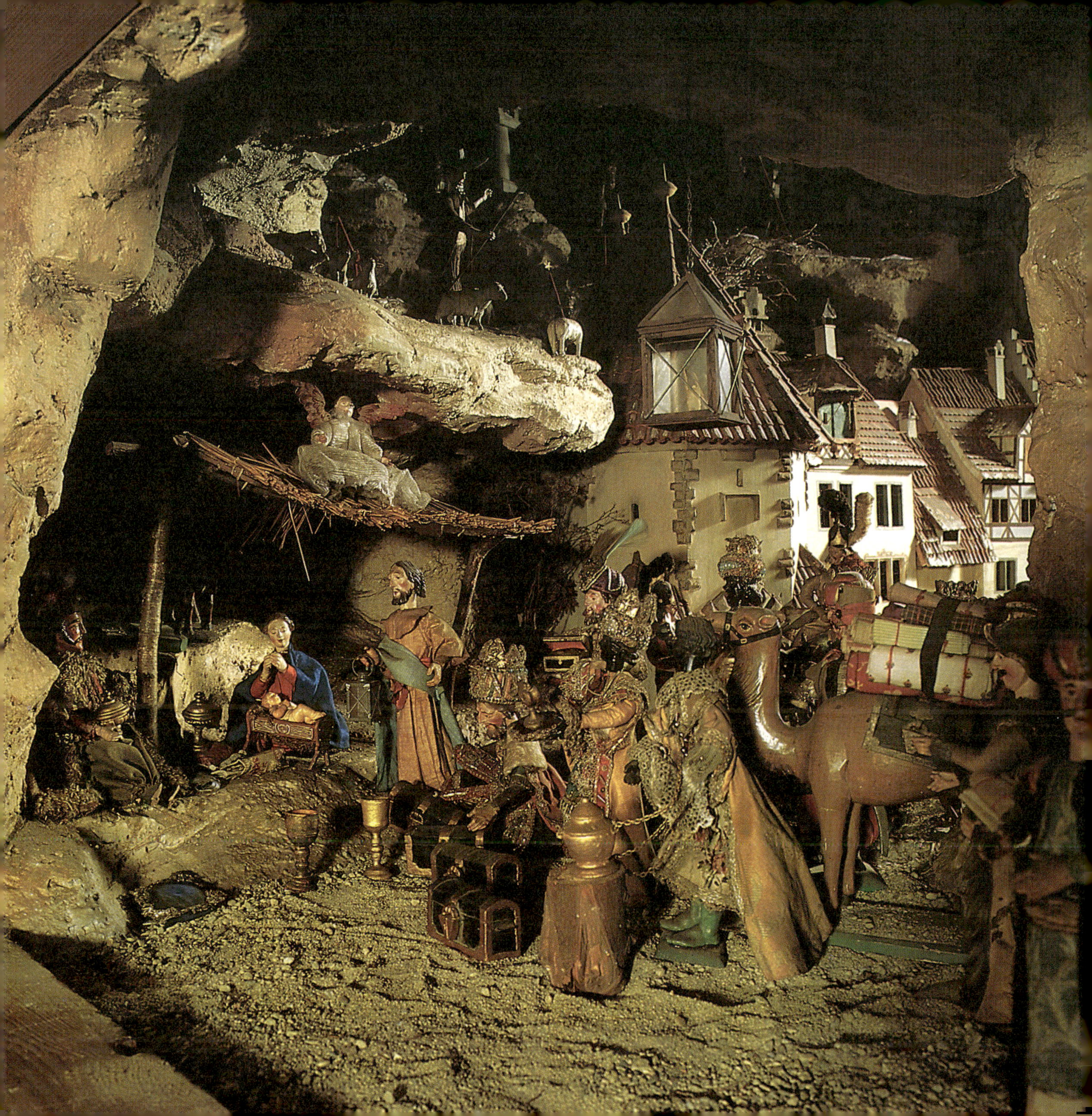

Villingen
Schwarzwald-Baar-Kreis

Das alemannische Dorf Villingen ist 817 erstmals in einer Urkunde Kaiser Ludwigs des Frommen genannt. Zwei Hufenbesitzer „ad filingas“ hatten dem Reichskloster St. Gallen zu zinsen. 1100 wurde dieses Dorf – der Turm der Friedhofskirche zeugt noch von der Kiche im Dorf – als Stadt in den Brigachbogen umgesiedelt und neu angelegt im Zähringischen Straßenkreuz mit vier Toren, von denen heute noch drei stehen.
Kaiser Otto III. hatte auf Empfehlung des Schwabenherzogs Hermann dem Grafen Berthold für ganz besondere Dienste 999 in Rom eine Urkunde ausgestellt, in welcher „sein Ort Filingun“ ausgezeichnet wird. Diese Urkunde ist die älteste Marktrechtsverleihung für einen Profanmarkt in Landen deutscher Zunge, ein Jahr vor der Jahrtausendwende, in der der Weltuntergang erwartet wurde.
1218, nach dem Aussterben der Zähringer, der Stadtgründer, nahm die Stadt als staufische Reichsstadt ihren ersten Aufschwung. Dem Hohenstaufer Friedrich II. (1194–1250) verdankt die Stadt den Status als Reichsstadt, die Stadterweiterung und den Reichsadler.
Heinrich von Urach, der sich Heinrich von Fürstenberg nennt, versucht 1253 Villingen zu seiner Residenzstadt zu machen und ruft Johanniter und Franziskaner in die Stadt, stiftet das Spital und vollendet das Münster.
1326 leitet Erzherzog Albrecht II. die Erwerbspolitik des Hauses Habsburg mit dem Erwerb der Stadt Villingen ein. Rund 480 Jahre dauert der reichsstadtähnliche Zustand dieser Stadt im Verband Österreichs. 1806 ging sie an Baden über.
Villingens hervorragendstes Baudenkmal ist das Münster, das unter Graf Egino V. von Fürstenberg († um 1236) begonnen, die Baustile der verschiedensten Kunstepochen aufweist. Nach der 1982 abgeschlossenen Renovierung konnte am Sonntag „Laetare“ 1983 die neue Liebfrauenorgel der Firma Hubert Sandtner eingeweiht werden.
Wer nicht gerade zu einem Festgottesdienst mit feierlicher Orgelmusik nach Villingen kommt, den entschädigt der optische Genuß der Bronzeportale des Bildhauers Klaus Ringwald, in Deutschland seit Jahrhunderten die beeindruckendsten Kirchenportale.
In Villingen ist der erste Rektor der Universität Freiburg, Dr. Matthäus Hummel, geboren.
Seit dem ausgehenden Mittelalter galt Villingen als zentraler Ort der Hafnerzunft. 1530–93 beschickte hier Hans Kraut seinen Brennofen im Hafnerviertel mit dem am Ort gefundenen Ton und gestaltete kunstfertige, oft glasierte Ziegel, die man auf den Münstertürmen bewundern kann.
Diese Hafner entwickelten auch eine bemerkenswerte Kunst in der Herstellung von Krippenfiguren aus Ton, die farbig glasiert wurden. Der Bergelehafner Josef Walser schuf um 1790 seine schönsten Heiligen Drei Könige, die auf Rappen-, Fuchs- und Schimmelpferden dahersprengen.

Angaben zur Krippe

Im November 1981 veranstaltete das Bildungszentrum Villingen des Bildungswerkes der Erzdiözese Freiburg eine Krippenausstellung, in der auch die beiden folgenden Krippen gezeigt wurden.

„Wälderkrippe“

Ort:	Privatkrippe der Familie Flöss, Villingen
Künstler:	Figuren: Holzbildhauer Kleiser, Urach, Kleidung: Anna Flöss, Villingen Architektur: Konrad Flöss, Villingen
Entstehungsjahr:	1978, seitdem in Privatbesitz
Material:	Lindenholz, bekleidet
Größe der stehenden Figuren:	ca. 22 cm

Glückwünsche, die von Herzen kommen, sind ein Zeichen von Freundschaft und Zuneigung. Im Laufe des Jahres bieten sich die unterschiedlichsten Anlässe und Gelegenheiten, unseren Verwandten, Freunden und Bekannten oder Kollegen „Alles Gute“ zu wünschen: bei Festivitäten wie etwa Geburtstagen, Jubiläen, Hochzeiten und Neujahrsfeiern; als Genesungswünsche bei Krankheitsfällen oder zum „Daumen-Drücken“ vor unangenehmen Prüfungen. In solchen Situationen ist es uns ein Bedürfnis, unser Mitgefühl, unsere Freude oder auch unser Bedauern in aufmunternden Worten zum Ausdruck zu bringen. Und wer freut sich nicht über eine nette Aufmerksamkeit in Form eines kleinen Kartengrußes mit liebevollen Glückwünschen! Doch – wie sag’ ich es richtig?

Dieses Postkartenbuch von artcolor® soll Lust machen, Menschen, die man liebt und achtet, auf nette Weise Glück und gutes Gelingen zu wünschen. Mit den 30 stimmungsvollen Motiven und originellen Glückwünschen läßt sich „Alles Gute“ noch persönlicher und herzlicher sagen!

Les félicitations de bon cœur sont un signe d'amitié et de sympathie. Au cours de l'année se présentent des raisons et occasions tout divers de féliciter nos parents, amis et connaissances ou les collègues: lors de fêtes, comme par exemple anniversaires, mariages et fêtes de Nouvel An; dans le cas d'une maladie, on souhaite un bon rétablissement, avant des examens difficiles, on «brûle une chandelle». Dans de situations pareilles nous éprouvons le besoin d'exprimer notre compassion, notre joie ou nos regrets par des paroles encourageantes. Et qui n'est pas ravi de recevoir un petit cadeau charmant sous la forme d'une carte postale avec les meilleurs vœux! Mais comment le dire correctement?

Ce livret de cartes d'images de artcolor® doit vous animer à souhaiter gentiment du bonheur et bonne chance à quelqu'un qu'on aime et respecte. Avec les 30 motifs expressifs et les félicitations originales on peut dire «Meilleurs vœux» d'une manière encore plus individuelle et cordiale.

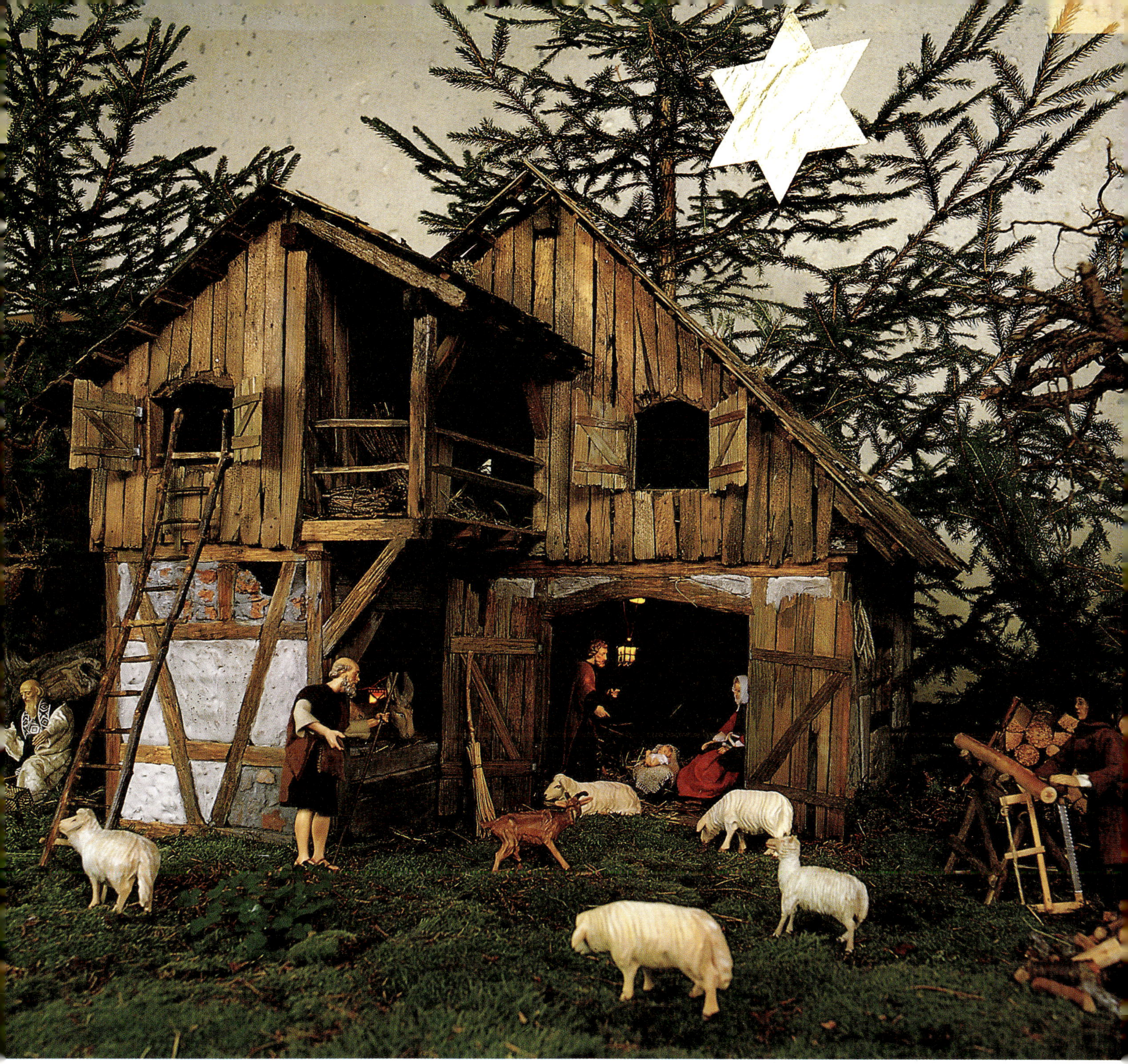

Angaben zur Krippe

Krippe vor Schwarzwaldlandschaft

Ort:	Privatkrippe der Familie Hupfer, Villingen
Künstler:	Schreinermeister Siegfried Hupfer, Villingen
Entstehungsjahr:	1955, seitdem in Privatbesitz
Material:	Lindenholz, farbig gefaßt
Größe der stehenden Figuren:	ca. 13 cm
Besondere Merkmale:	Alljährlich wurden neue Figuren hinzugeschnitzt, so daß die Krippe heute zusammen ca. 40 Personen und Tiere umfaßt.

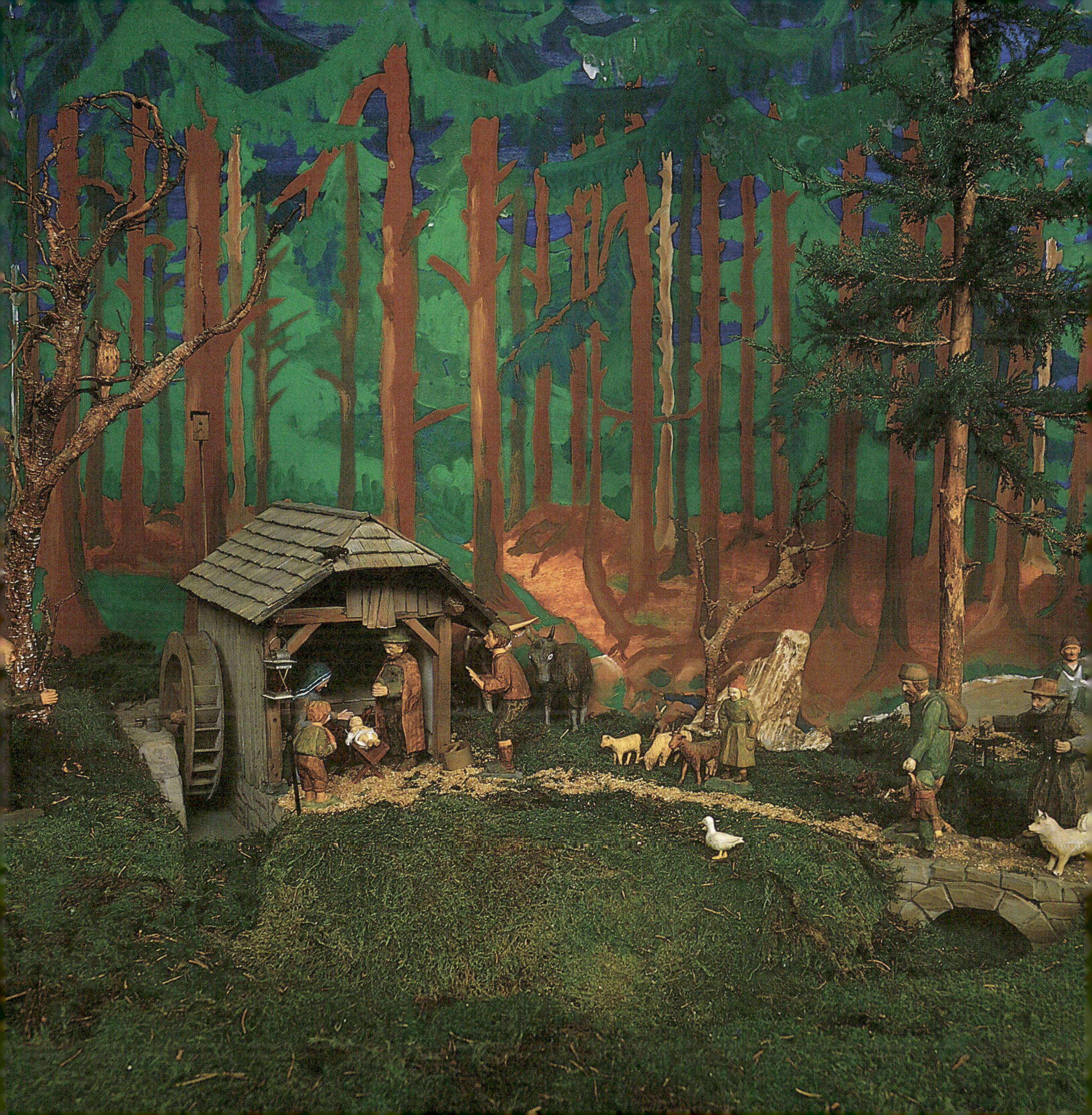

Wagenstadt

Stadt Herbolzheim, Kreis Emmendingen

Das große Haufendorf im weiten Bleichbachtal entstand in merowingischer Zeit. Ein Heinricus de Wagenstat, 1262 genannt, ist bislang der erste geschichtliche Zeuge. 1277 kam das Dorf an die Herrschaft Hohen-Geroldseck, im 15. Jahrhundert an die Herrschaft Lahr-Mahlberg. 1629 fiel Wagenstadt ganz an Baden-Baden.
Kirchlich gehörte Wagenstadt zum Bistum Straßburg und war eine Filiale von Herbolzheim, seit 1669 von Broggingen. Seit 1925 ist Wagenstadt eine eigene Pfarrei. Die Pfarrkirche, 1740 erbaut und dem heiligen Mauritius geweiht, war bis 1972 Simultankirche. 1973/74 wurde sie renoviert und erweitert. Sie besitzt eine Stieffel-Orgel mit wunderbarem Klang.

Angaben zur Krippe

Ort:	Katholische Pfarrkirche St. Mauritius
Künstler:	unbekannt
Entstehungsjahr:	ca. 60er Jahre dieses Jahrhunderts; seitdem im Besitz der Pfarrei
Material:	Köpfe aus Holz, bekleidet
Größe der stehenden Figuren:	ca. 50 cm
Besondere Merkmale:	Die Krippenfiguren werden auf einer stufenförmigen Stele aufgestellt.

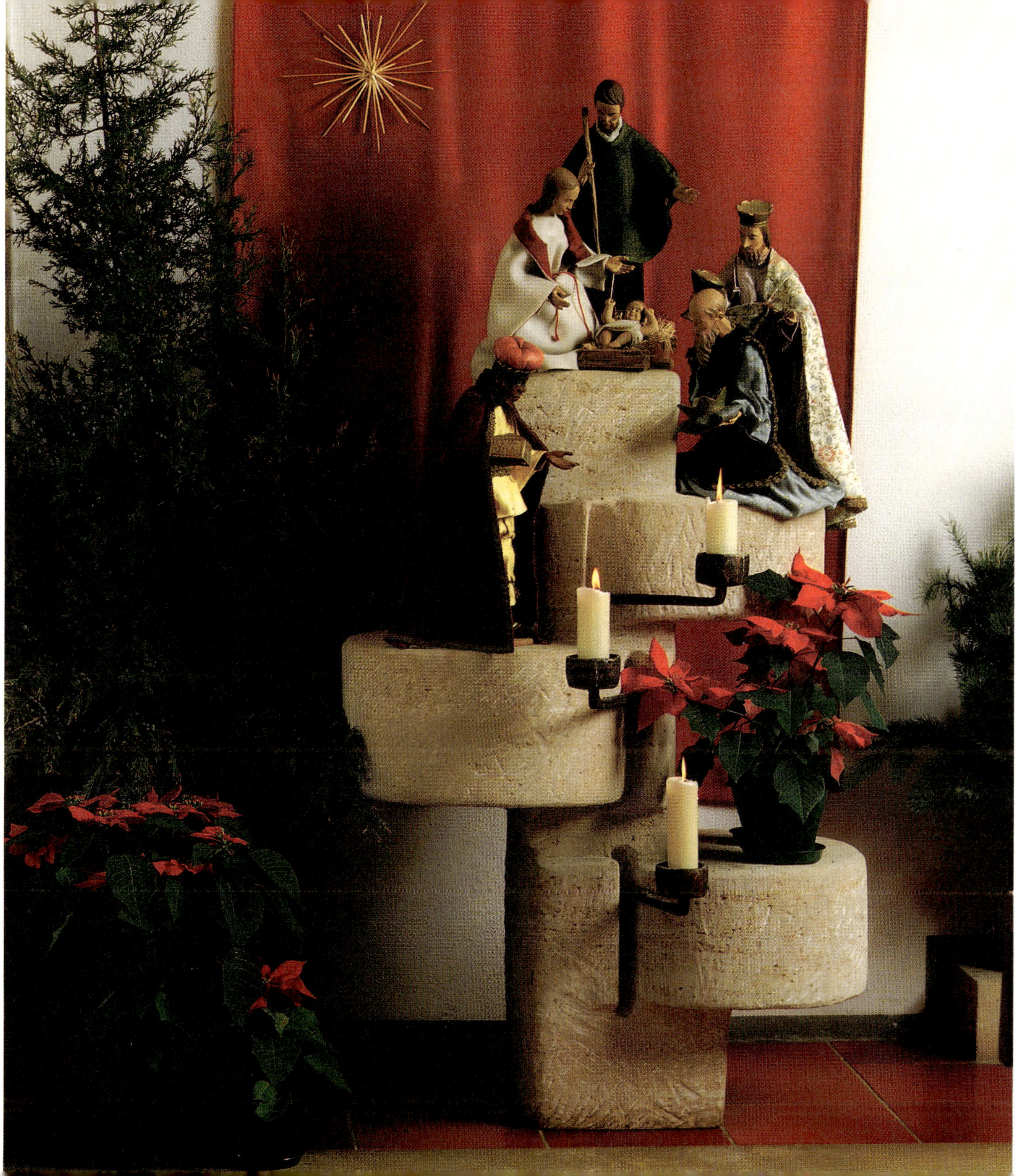

Waldau

Kreis Breisgau-Hochschwarzwald

Waldau, 963 m, ein zerstreutes schwarzwälderisches Taldorf in Südhanglage im Quellbachgebiet des Langenordnachgebiets, durch die Rodungen der Klöster Friedenweiler und St. Peter seit dem 12. Jahrhundert besiedelt, blieb Bauernland bis heute. Durch die Zerschlagung des St. Petrischen Klosterhofes in Waldau sind die Waldauer Höfe entstanden. 1785 18 Höfe mit 33 Familien und 336 Einwohnern. Die Grundherrschaft gehörte bis 1806 dem Kloster St. Peter. Dann kam Waldau zu Baden. Aus Waldau sollen die ersten Schwarzwälder Uhrmacher stammen (Familie Kreuz u. a.). 1667 ist die erste Holzuhr aus Waldau nachweisbar.

Schon früh stand hier eine St. Nikolauskapelle. Die erste sichere Nachricht erhalten wir aus dem Jahre 1411, als am 21. Mai, dem Feste Christi Himmelfahrt, der Konstanzer Weihbischof Heinrich von Würzburg, den Chor mit einem Altar zu Ehren der Gottesmutter einweihte. 1638 brannte im Schwedenkrieg mit mehreren Höfen auch die Kirche nieder und konnte erst nach drei Jahren wieder aufgebaut werden. Die Seelsorge wurde von St. Peter aus durch einen Pater ausgeübt, der mit einem Pferd geritten kam. 1502 nahm ein Mönch als Pfarrvikar in Neukirch Wohnung und zwei Sonntage gingen die Waldauer nach Neukirch, am dritten Sonntag die Neukircher nach Waldau zum Gottesdienst. Das dauerte 250 Jahre, bis wegen der Weite des Weges Waldau einen eigenen Seelsorger erhielt. Bald darauf, unter Kaiser Josef II., wurde Waldau von Neukirch getrennt und eine selbständige Kaplanei errichtet. Nach der Aufhebung des Klosters St. Peter wurde am 28. März 1807 die Kaplanei in eine selbständige Pfarrei umgewandelt.

Schon 1761/62 wurde für die zahlreiche Gemeinde für 1719 Gulden eine neue größere Kirche vom Klosterbaumeister Johannes Willam von St. Peter gebaut, die am 4./5. September 1775 vom Konstanzer Weihbischof von Hornstein geweiht wurde. 1880 wurde das Langhaus der Kirche erweitert und der barocke Zwiebelturm der Kirche durch einen neugotischen ersetzt.

Noch heute erstrahlt die Waldauer Kirche als barockes Schmuckstück, das 1763/65 vom Bildhauer Matthias Faller (1707–1791), dem Hauptvertreter der Schwarzwälder Rokoko-Bildhauerei, reich ausgestattet wurde. Aus der alten Kirche vor 1760 stammen noch einige Kunstwerke aus der Hand des Jakob Rappenecker (1693–1749).

Angaben zur Krippe

Ort:	Katholische Pfarrkirche Mariä Himmelfahrt
Künstler:	Krippenfiguren aus dem Grödner-Tal
Entstehungsjahr:	ca. 1925, seit 1955 im Besitz der Pfarrei
Material:	Holz, bekleidet
Größe der stehenden Figuren:	ca. 20 cm
Besondere Merkmale:	Wechselnde Krippenbilder mit den Motiven der Geburt Christi, Anbetung der Heiligen Drei Könige und der Flucht nach Ägypten.

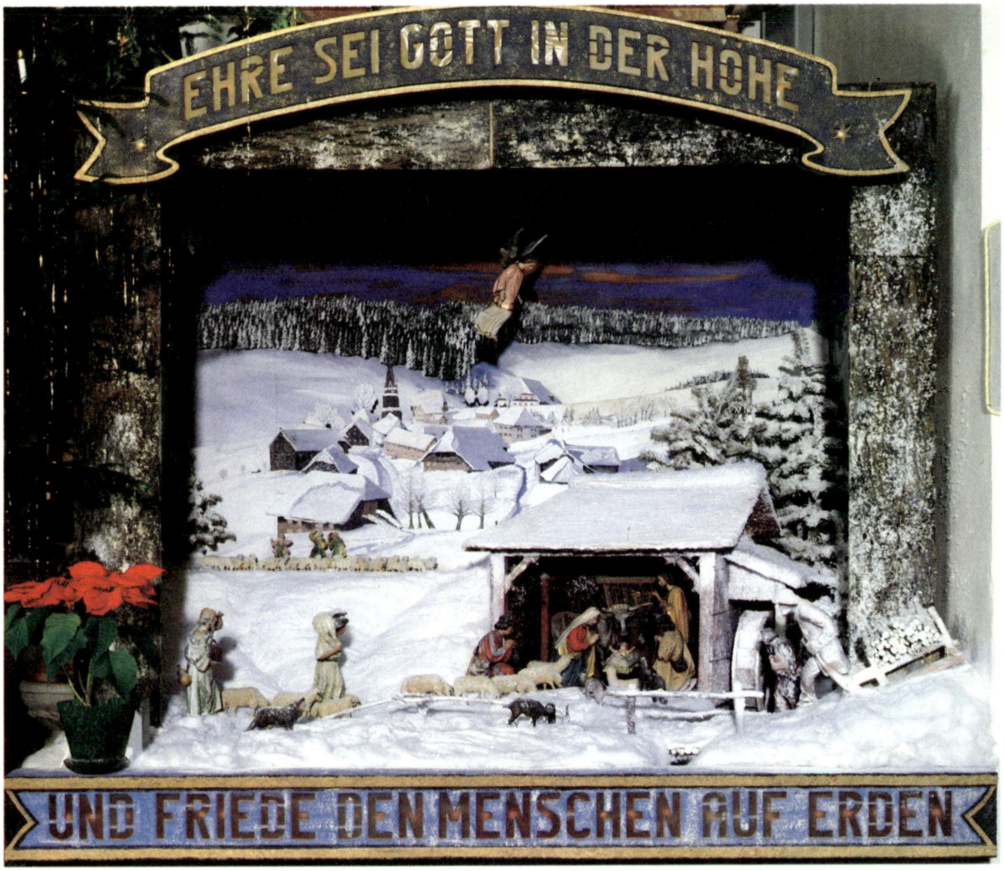
EHRE SEI GOTT IN DER HÖHE
UND FRIEDE DEN MENSCHEN AUF ERDEN

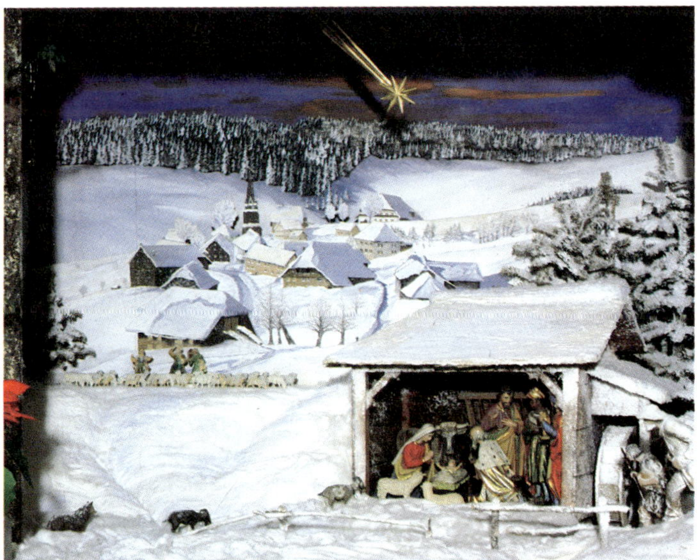

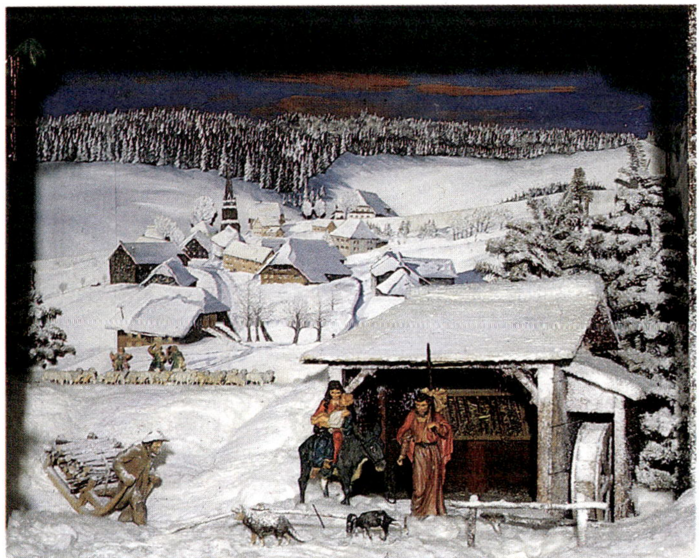

Wyhl

Kreis Emmendingen

Wyhl ist ein großes Haufendorf inmitten seiner Gemarkung auf breiter Rheinaue nördlich des Kaiserstuhls. In jüngster Zeit weitum bekannt geworden als umstrittener Standort eines Kernkraftwerkes. Das Dorf gehört zu den ältesten Siedlungsgebieten im deutschen Südwesten. Die Bodenfunde reichen zurück in die ältere Steinzeit (650 000 bis 12 000 vor Chr.). Seinen Namen hat es vom keltoromanischen Gutshof „villa Wila“ (Urkunde von 926).
Ende des 10. Jahrhunderts entstand zwischen dem Oberdorf und der abgegangenen Siedlung Wellingen das Unterdorf mit der Blasiuskirche samt Freihof und Widdumhof als Siedlung des adeligen Damenstifts St. Margareta in Waldkirch. Die Äbtissin Gisela soll dieses Gut als Geschenk ihrer frommen Mutter Reginlinda, der Gemahlin des Alemannenherzogs Burkhard, erhalten haben. Auch das Kloster Ettenheimmünster war in Wyhl begütert.
1324 bot die Waldkircher Äbtissin Katharina von Stoffeln diese ihre älteste Besitzung in Wyhl samt Patronatsrecht dem Meistbietenden zum Kauf an. Abt Dietmar vom Augustinerchorherrenstift St. Märgen auf dem Schwarzwald erwarb das Gut am 23. März 1324 für 157 Mark Silber. 1381 ließ er auch die Pfarrei Wyhl dem Kloster St. Märgen inkorporieren. 1809 wurde nach der Säkularisation die Pfarrei neu errichtet. Bis 1805 wurde Wyhl von der St. Märgener Propstei Allerheiligen in Freiburg (heute Ordinariatsgebäude) aus verwaltet.
Politisch gehörte Wyhl bis 1805 zur Landgrafschaft Breisgau und fiel dann an Baden.
Die Pfarrkirche St. Blasius wurde 1760/65 erbaut und besitzt im Turm sehr alte Architekturteile. Am 6. 8. 1765 erfolgte die Einweihung der drei Altäre aus der Werkstatt des Schreinermeisters Thomas Hechinger in Oberhausen.

Angaben zur Krippe

Ort:	Katholische Pfarrkirche St. Blasius
Künstler:	Planung von Josef Baur, Pfarrer in Durbach-Ebersweiser Architektur: Franz Schwörer und Sohn Albin aus Wyhl Figuren: Alfons Nägele aus Wyhl
Entstehungsjahr:	1937, seitdem im Besitz der Pfarrei
Material:	Holz
Größe der stehenden Figuren:	ca. 30–40 cm
Besondere Merkmale:	Die Krippe hält Teile der Schwarzwaldlandschaft und des Kaiserstuhls fest.

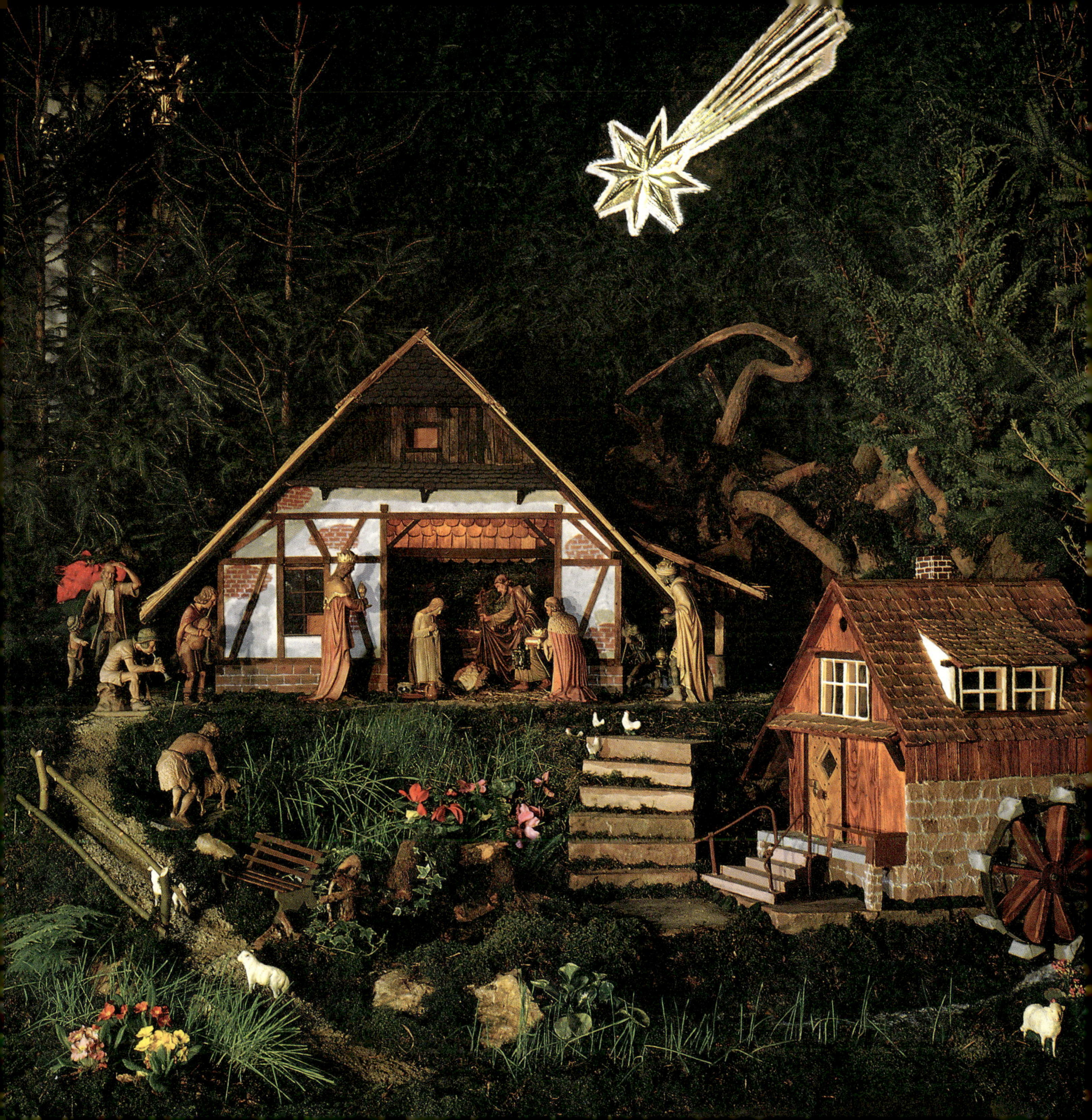

Autoren: Dr. Franz Hundsnurscher
Direktor des Erzbischöflichen Archivs Freiburg

Dr. Peter Weigand
Caritasdirektor im Caritasverband für Stuttgart e. V.

Dr. Klaus Welker
Akademischer Oberrat am Institut für religiöse Volkskunde
der Universität Freiburg

Die erste und letzte Umschlagseite zeigt:

Krippe der katholischen Pfarrkirche Ringsheim
im Ortenaukreis,
Krippe der Familie Roos in Buchen:
hier Außenseite der Osterkrippe